Formulierungshilfen für die Pflegeplanung

Über 4000 Formulierungshilfen für Ihre Pflegeplanung

Von Mathias Berger

Herstellung und Verlag:
Books on Demand GmbH, Norderstedt
ISBN 978-3-8448-1907-6

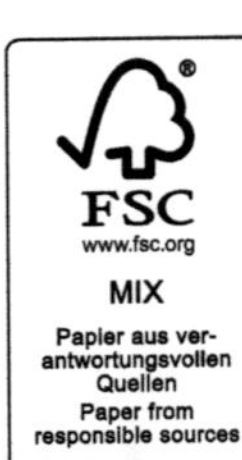
FSC
www.fsc.org
MIX
Papier aus verantwortungsvollen Quellen
Paper from responsible sources
FSC® C105338

Formulierungshilfen für die Pflegeplanung

In diesem kleinen Buch, möchte ich Ihnen eine große Anzahl an Formulierungshilfen aufzeigen. Diese Formulierungshilfen sind in 13 AEDL unterteilt, da diese Unterteilung die gängigste und verbreitetste in Deutschland ist. Es ist aber ganz einfach die entsprechenden Lebensbereiche auch auf andere Pflegemodelle zu übertragen.

Zusätzlich zur Einteilung in die 13 AEDL sind die Formulierungshilfen in Unterkategorien geordnet. So ist es für Sie einfacher bestimmte Formulierungen für Ihre Pflegeplanung zu finden. Außerdem gibt diese weitere Unterteilung in die einzelnen Kategorien auch Anreize für Sie, damit Sie weitere Ideen zum Formulieren einer Pflegeplanung bekommen.

Um das Buch so kurz wie möglich zu halten wurden Pflegeprobleme, Ressourcen, Pflegeziele und Pflegemaßnahmen in Tabellenform nebeneinander angeordnet. Die Symbole zeigen Ihnen vor jeder einzelnen Formulierung ob es sich um ein Pflegeproblem, eine Pflegeressource, ein Pflegeziel oder um eine Pflegemaßnahme handelt. Hier die Symbole in der Übersicht:

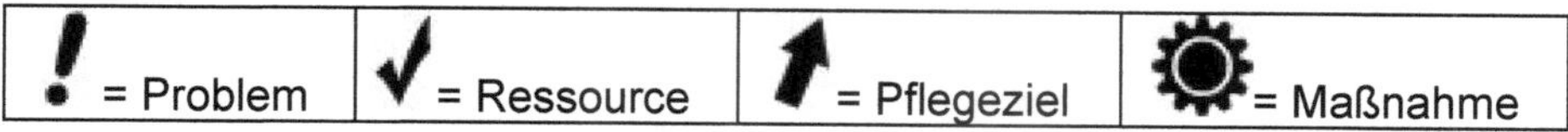

Die einzelnen Formulierungen sind, auch wenn diese in einer Zeile stehen, nicht aufeinander bezogen. Die Formulierungshilfen sind frei zusammengestellt. Es kann auch vorkommen, dass Formulierungshilfen Ihrer Meinung nach nicht in die eine oder andere Kategorie passen. Ich habe jedoch versucht diese so sinnvoll wie möglich in die Kategorien einzuordnen. Wenn Sie eine bestimmte Formulierung in einer Kategorie nicht finden können so schauen Sie in eine andere Kategorie die passen könnte.

Ein Beispiel: *Die Formulierung „Kunde ist dekubitusgefährdet und benötigt eine Wechseldruckmatratze" könnte z.B. in der AEDL „Bewegung / Mobilität" in der Unterkategorie „Mögliche Gefahren" stehen. Aber diese Formulierung passt auch in die Unterkategorie „Hilfsmittel".* Schauen Sie daher in die jeweils möglichen Kategorien um Ideen für Ihre Pflegeplanung zu finden.

Außerdem möchte ich Sie darauf hinweisen, dass Formulierungshilfen nur zur Hilfe bei der Formulierung einer Pflegeplanung gedacht sind. Verwenden

Sie keine Formulierungen so wie sie in diesem Buch stehen für Ihre Pflegeplanung, sondern passen Sie die Formulierungen in Ihrer Pflegeplanung immer speziell für den Pflegebedürftigen an. Es kann sonst sehr schnell vorkommen, dass sich die Pflegeplanungen in der Formulierung gleichen. Da jede Pflegeplanung aber individuell für den Klienten angefertigt werden muss, so müssen auch die Formulierungen selbstverständlich individuell angefertigt werden.

Und nun wünsche ich Ihnen viel Erfolg beim Schreiben Ihrer Pflegeplanung!

In naher Zukunft wird es weitere Formulierungshilfen als Buch von mir geben.

Wenn Sie aber nicht warten möchten, dann finden Sie in meinem Onlineshop bereits eine riesige Menge an Formulierungshilfen und Beispielpflegeplanungen. Schauen Sie doch mal vorbei. Auch für Sie ist ganz bestimmt das Richtige dabei.

www.Pflegeplanungen.com

Ich berate Sie auch gern zum Thema Pflegeplanung und Pflegedokumentation. Nehmen Sie einfach Kontakt zu mir auf.

Ihr Mathias Berger

Mathias Berger

Mail: info@istavea.de
Tel: 030/29037827
Fax: 030/29037826
Facebook: Pflegeplanungen.com
Xing: Mathias Berger

Inhaltsverzeichnis

Inhaltsverzeichnis

Kommunikation / Verbale Kommunikation			
! Kunde antwortet nicht auf Ansprache	✓ Kunde antwortet adäquat auf manche Fragen	➚ Kunde äußert sich adäquat	❋Kunde animieren langsam und deutlich zu sprechen / sich auf das sprechen zu konzentrieren (dann klappt es besser)
! Kunde äußert Halluzinationen	✓ Kunde ist in der Lage vorgesprochene Wörter zu wiederholen.	➚ Kunde fühlt sich wohl und verstanden durch geförderte verbale/nonverbale Kommunikation	❋Kunde direkt ansprechen
! Kunde benötigt etwas Anleitung und Hilfe bei …	✓ Kunde kann eigene Wünsche und Bedürfnisse äußern und wahrnehmen	➚ Kunde kann Gefühle und Ängste deutlich machen	❋Kunde immer mit Namen ansprechen
! Kunde hat eingeschränkte Kommunikationsfähigkeit	✓ Kunde kann lesen und sprechen	➚ Kunde kann seine Wut, Ärger und Aggression in adäquater Weise mitteilen	❋Kunde nach seinen Wünschen fragen
! Kunde hat ununterbrochenen Redeschwall	✓ Kunde kann polnisch reden	➚ Kunde kann über Einschränkungen durch seine Hörbehinderung Auskunft geben	❋Kunde über Möglichkeiten des Sprechtrainings informieren
! Kunde ist stumm	✓ Kunde kann sich abmelden	➚ Kunde kann Wut, Ärger und Aggression in adäquater Weise wahrnehmen und ausleben	❋Kunde zu nichts zwingen
! Kunde kann die deutsche Sprache nur teilweise aussprechen	✓ Kunde kann sich trotz der Sprachstörung gut unterhalten und Verständigen	➚ Kunde spricht seine/ihre Erwartungen aus	❋Kunde zum Reden animieren
! Kunde kann Gefühle nicht äußern	✓ Kunde kann teilweise Wünsche äußern	➚ Kunde teilt Wünsche und Probleme immer mit	❋Abklärung durch Neurologen, woher der Sprachverlust kommt.
! Kunde kann nicht mehr sprechen	✓ Kunde macht Ängste deutlich	➚ Die Wortfindungsstörungen sind vermindert	❋Aktives Zuhören
! Kunde kann Schmerzäußerungen nicht verbal und nonverbal äußern	✓ Kunde sagt wo er hin möchte	➚ Kommunikation ist gefördert und Verständigung ist sichergestellt	❋Akzeptanz der teilweisen aggressiven Kommunikation
! Kunde kann sich schlecht artikulieren aufgrund der Dysarthrie und einer zentralen Fazialisparese	✓ Kunde spricht viel und auf Nachfrage wiederholt er Gesagtes	➚ Kommunikation mit Pflegepersonen und Mitbewohnern / soziale Kontakte zu anderen Bewohnern	❋Alte Menschen beim Sprechen anschauen
! Kunde leidet an einer	✓ Kunde unterhält	➚ Verbale Kontakte sind	❋Angehörige mit in der

Sprachstörung aufgrund eines Apoplexes	sich gerne, kann Wünsche äußern, benutzt eine Brille zum lesen, besitzt ein Hörgerät.	gefördert	Kommunikation einbeziehen.
! Kunde leidet unter massiven Wortfindungsstörung	✓ Empfindungen werden ausgedrückt	➚ Vorhandene Sprachfähigkeiten des Kunde sind erhalten und gefördert	✺Angehörige zum Einsatz einer Logopädin, in Verbindung durch entsprechender Verordnung vom HA (Gespräch) aufklären
! Kunde schreit	✓ Sprachfähigkeit ist teilweise erhalten		✺Auf die Ressourcen zugeschnittene logopädische Übungen durch Logopäden, PP, Angehörige
! Kunde spricht in "eigenem Plattdeutsch"			✺Aufzeigen und Ansprechen des Verhaltens des Kunde
! Kunde spricht nicht			✺Ausführliche Information über mögliche Erleichterungen geben
! Kunde spricht sehr undeutlich			✺Bei allen Pflegemaßnahmen Handlungsabläufe vorher erklären und auf Reaktionen warten, behutsame Arbeitsweise
! Kunde summt monoton			✺Bei Kontakt und pflegerischer Versorgung immer im Blickfeld des Kunde sein
! Broca-Aphasie (Sprechen ist für Kunde sehr mühsam)			✺Bei Wortfindungsschwierigkeiten ruhig auf Kunde eingehen und gemeinsam Lösungsansätze finden
! Durch die Grunderkrankung ist die Kommunikation gelegentlich eingeschränkt aufgrund einer verwaschenen Aussprache			✺Beratung über das Wiedererlangen der Sprechfähigkeit nach entfernen des Tubus
! Es kommt zu verschachtelten Sätzen und Gedankenabläufen, und oft werden Worte im doppeldeutigen Sinn verwendet.			✺Bildhaftes Erklären

! Globale Aphasie (Kunde kann nur Silben wie z.B. "lala" aussprechen)			❁Blickkontakt halten
! Kommunikation teilweise eingeschränkt			❁Den Wortschatz des Bewohners verwenden
! Reduzierter Wortschatz			❁Die Sätze möglichst kurz und einfach formulieren
! Sprachqualität ist verändert(Lautstärke, Sprachkurs, Betonung)			❁Direktes Anfragen nach Wünschen
! Sprachvermögen eingeschränkt / Wortfindungsstörungen			❁Einbeziehen der Angehörigen bei Verschlechterung des Allgemeinzustandes
! Sprechunvermögen und Hörunvermögen (Taubstumm)			❁Einfühlen in die Bedeutung der verbalen und nonverbalen Signale.
! Stimme ist verwaschen			❁Erinnerung an Alter und Krankheit
! Verbale Kommunikation ist durch Aphasie (Sprachverlust) stark eingeschränkt			❁Fachärztliche Abklärung des Krankheitsbildes veranlassen
! Wörter oder Sätze werden nur eingeschränkt oder gar nicht gebildet			❁Freundliche Gespräche führen. Wichtige Entscheidungen werden mit Betreuerin besprochen.
			❁Geäußerte Wünsche versuchen zu realisieren
			❁Gesagtes wiederholen
			❁Gespräche über Spaziergang und Umgebung anregen
			❁Gesprächsdauer auf Zustand des Kunde begrenzen
			❁Ggf. fachliche Gesprächstherapie anregen
			❁Gründe (Situationen) herausfinden
			❁Immer direkt ansprechen, im Gespräch direkt anschauen, ruhiger Tonfall bei Ansprache
			❁Ja / Nein Fragen stellen
			❁Keinerlei Überforderung und fachlich reagieren

			❁Kommunikation bei allen pflegerischen Maßnahmen
			❁Kurze klare Fragen stellen und bei nicht Verständigung durch abfragen Antwort finden
			❁Kurze, einfache Sätze bilden
			❁Langsame Kommunikationsinhalte
			❁Lippenablesen ermöglichen
			❁Logopädie veranlassen zusätzliche Sprechübungen die sich neben der Logopädie durchführen lassen anzufertigen
			❁Missempfindungen sofort erkennen und angemessen Gesprächsbrücken bauen und Kunde reden lassen. Zeit für Gespräche nehmen.
			❁Mit normaler Stimme reden
			❁Neugier wecken durch interessante und bekannte Dinge und Vorgänge.
			❁PK informiert Kunde über jede Tätigkeit an Kunde selbst
			❁PP stellt Fragen und benutzt kurze klare Sätze
			❁Redefluss kanalisieren
			❁Regelmäßige Sprachübungen
			❁Ruhe vermitteln, validierend arbeiten
			❁Ruhige sachliche Ansprache
			❁Sachgerechte Informationen über die Pflegemaßnahmen vermitteln
			❁Sich als Pflegekraft nicht provozieren lassen
			❁Sinn und Zweck von

			pflegerischen Maßnahmen erklären
			❁Situationsgerecht reagieren
			❁Sprachübungen / Logopädie, Einsatz von Hilfsmitteln (Sprachcomputer, Schreibtafel, Bildtafel)
			❁Tagesform und Verhalten beobachten (bei Wortfindungsstörungen, Zeit zum Verstehen einplanen, direktes Anschauen, dadurch Wünsche erkennen)
			❁Trotz schwieriger Kommunikation nicht das Gefühl der Ablehnung geben
			❁Unterstützung durch Kommunikation und jeweils Gesprächsangebote unterbreiten (Gesprächsbereitschaft)
			❁Vergewissern, dass der Kunde den Gesprächsinhalten folgen kann
			❁Versuch des Ablenkens oder Einlenkens, auch wenn objektiv der Kunde nicht recht hat
			❁Wenn Kunde nicht verstanden wurde höflich um Wiederholung bitten
			❁Wichtigkeit des Gesprächsthemas aufzeigen
			❁Wünsche erfüllen
			❁Zuhören und Akzeptieren
Kommunikation / Nonverbale Kommunikation			
! Kunde benötigt etwas Anleitung und Hilfe bei nonverbalem Ausdruck	✓ Kunde hält meist Blickkontakt	➚ Mimik ist eindeutig	❁Kunde motivieren, sich nonverbal zu artikulieren
! Andauernde Schmerzen in der rechten Schulter	✓ Kunde setzt Mimik und Gestik zur Verständigung ein	➚ Nonverbale Kommunikation ist durch alle Pflegepersonen und Angehörigen verstanden	❁Basale Stimulation (nonverbal)

! Lähmung der mimischen Muskulatur	✓ Einzelne Defizite versucht Kunde durch Mimik und Gestik zu äußern		✹Ggf. Zeichensprache einsetzen
! Nonverbale Kommunikation ist stark beeinträchtigt	✓ Nonverbale Kommunikation durch Mimik möglich		✹Nonverbale Signale aufnehmen und darauf reagieren
Kommunikation / Kontaktfähigkeit (Aufnahme / Ablehnung / Vermeidung)			
! Kunde hat keinen Kontakt zu den anderen Bewohnern	✓ Kunde fühlt sich verstanden	⬆ Innerer Rückzug ist vermieden	✹Kunde motivieren an Beschäftigungsangeboten im Haus teilzunehmen
! Kunde ist introvertiert	✓ Kunde ist geduldig		✹Vertrauensvolle Kommunikation unterstützen
! Kunde kann sich nur schwer verständigen	✓ Kunde ist motiviert zur aktiven Mitarbeit		
! Kunde möchte das Personal nur für sich haben - fördert das auch durch "Hallo Schwester"			
! Kunde spricht zeitweise in Fäkalsprache			
! Bei der Kommunikation erhöht sich der Pflegezeitaufwand, um Wünsche zur Befriedigung der Lebenssituation zu erkennen bzw. zu realisieren			
! Türen und Fenster sollen auf Wunsch geschlossen bleiben, lehnt jede Wahrnehmung der äußeren Umgebung ab.			
Kommunikation / Privatsphäre (Nähe / Distanz)			
! Kunde lebt in Traumwelt	✓ Kunde hat starkes Harmoniebedürfnis		✹Kunde ausreichende Zuwendung und Geborgenheit geben
! Kunde verliert Hemmungen			✹Besonders bei Schmerzen aus unbekannter Ursache sollte der Arzt Kunde erst untersuchen, bevor Schmerzmittel gegeben werden

			❁Körperkontakt, Ruhe und intensive Zuwendung geben. Kunde in Entscheidungen einbeziehen.
Kommunikation / Soziales Verhalten und Umgang			
! Kunde braucht lange Zeit Vertrauen zum Pflegepersonal aufzubauen	✓ Kunde akzeptiert Erklärungen, Einwände und Hinweise	➚ Kunde erhält alle wichtigen Informationen	❁Kunde anhalten, sich auf "eigene Probleme" zu konzentrieren
! Kunde hat Konflikte mit Zimmernachbarin	✓ Kunde hat Angehörige die in den Gesprächen einbezogen werden, unterhält sich mit Pflegepersonal	➚ Kunde hat soziale Kontakte zu anderen Bewohnern	❁Kunde ins Tagesgeschehen integrieren
! Kunde ist sehr mitteilungsfreudig	✓ Kunde hat Kontakte zu Bezugspersonen	➚ Kunde ist in die Gruppe integriert	❁Kunde über Tagesaktivitäten/Angebote regelmäßig informieren und zur Teilnahme motivieren
! Kunde kann nicht in gewohnter Weise Kontakt aufnehmen bedingt durch Apoplex	✓ Kunde ist gerne unter Menschen	➚ Kunde nimmt am sozialen Leben teil	❁Beobachtung und Dokumentation abnormer Verhaltensweisen
! Kunde nimmt selbständig keinen Kontakt zu Mitmenschen auf um zu reden	✓ Kunde ist mobil	➚ Kunde pflegt Kontakt zu anderen Mitbewohnern	❁Im Rahmen der Alltagsgestaltung anregende und sinnvolle Beschäftigung sowie ausreichende Bewegung anbieten.
! Kunde ruft laut über den WB	✓ Kunde nimmt am öffentlichen Leben teil außerhalb der Einrichtung	➚ Die Mitbewohner leiden nicht unter der Unruhe des Kunde	❁Integration von Angehörigen anregen
! Kunde spricht entwertend		➚ Pflegekräfte nehmen Signale des Nach Hause -Wollens rechtzeitig wahr	❁Kontakt zu Angehörigen und Bewohnern fördern
! Kunde stellt stereotype Fragen		➚ Regelmäßiger Kontakt zu anderen Bewohnern ist gewährleistet	❁Kontakte zu externen Therapeuten vermitteln
! Kunde will anderen nicht zur Last fallen		➚ Soziale Kontakten sind gewährleistet	❁Soziale Isolation vorbeugen
			❁Verhalten akzeptieren
			❁Verhaltensmuster finden, die positiv verstärkt werden können
Kommunikation / Hören			
! Kunde hört schlecht aufgrund von	✓ Kunde hört gerne Musik, schaut	➚ Kunde kann gut hören	❁Auf Seh- Sprach- und Hörstörungen eingehen

Nervenschädigungen	gerne Tiersendungen • usw.		
! Kunde ist schwerhörig / altersbedingt	✓ Kunde kann hören		✹Hörgerät anpassen
! Akustisch kann Kunde das gesprochene Wort nicht immer verstehen, Hilfsmittel wie vorhandenes Hörgerät lehnt er ab			✹Kunde motivieren, das Hörgerät anzulegen
! Hörverschlechterung, z.B.: Hört Glocke u. Wecker nicht			
Kommunikation / Sehen			
! Kunde hat eine Sichtfeldeinschränkung	✓ Kunde kann sehen	➚ Intaktes Sehvermögen ist erhalten	✹Kunde in den Spiegel sehen lassen, sofern er positiv darauf reagiert.
! Kunde hat Selbstversorgungsdefizite bei der täglichen Versorgung wegen eingeschränkter Sehfähigkeit	✓ Kunde akzeptiert Sehhilfe		✹Feststellen des Ausmaßes des Gesichtsfeldausfalles
! Kunde ist blind			✹Wichtige Dinge in Reichweite stellen
! Kunde ist sehbeeinträchtigt, altersbedingt			
! Kunde kann schlecht sehen, aufgrund der fortgeschrittenen diabetischen Retinopathie			
! Blindheit			
! Mangelndes Sehvermögen, Hörvermögen			
! Sehvermögen eingeschränkt - Glasauge rechts			
! Trockenheit des Auges, mangelnder Tränenfluss			
Kommunikation / Bewusstsein			
! Kunde leidet unter zwanghaften und wahnhaften Verhalten	✓ Kunde akzeptiert Sprachtherapie (Logopädie)	➚ Kunde kann ihre/seine Wut adäquat wahrnehmen	✹ Einüben von Alltagskompetenzen
! Kunde versteht Sprache nicht mehr aufgrund der Aphasie	✓ Kunde hat seine Krankheit angenommen	➚ Kunde nimmt Gefühle wahr und lässt sie zu	

! Einschränkung des Tastsinns, Kunde nimmt linke Körperhälfte nicht wahr	✓ Kunde ist wach		
! Zunehmender Verlust des Selbst- und des Körperbewusstseins	✓ Kunde reagiert auf Angehörige (Nichte)		
	✓ Kunde reagiert auf die gegebene Situation		
Kommunikation / Orientierung			
! Kunde fragt nach dem Zimmer	✓ Kunde fragt nach dem Ort	↑ Kunde hat das Gefühl, zu Hause zu sein	✺Kunde begleiten
! Kunde hat das Gefühl, von jemand anderem, der in ihm steckt, beeinflusst zu werden. Es entsteht der Eindruck, dass die eigenen Gedanken abgezogen werden.	✓ Kunde ist geistig noch gut dabei	↑ Kunde kann sich zeitlich im Tagesablauf einordnen	✺Kunde mit Umgebung vertraut machen
! Kunde ist nicht zur Zeit, Situation und zum Ort orientiert.	✓ Kunde ist situativ orientiert	↑ Möglichkeiten der Validation sind gefunden	✺10-Minuten Aktivierung
! Kunde ist situativ nicht orientiert	✓ Kunde ist zeitl., örtlich und zur Person orientiert	↑ Verwirrtheitszustand ist vermieden	✺Bei Begegnungen auf dem Flur oder in Gemeinschaftsräumen nennt die Pflegekraft stets ihren Namen
! Kunde ist zeitl. örtl. situativ und zur Person nicht immer orientiert	✓ Kunde lässt sich validieren		✺Bildhaftes Erklären Validation = auf Gefühlsebene des Kunde eingehen
! Kunde ist zeitlich desorientiert	✓ Unruhige Phasen sind regelmäßig und nur phasenweise über den Tag verteilt.		✺Fotos, Bilder, Gegenstände aus der Vergangenheit, die positiv besetzt sind, hinzuziehen
! Kunde ist zeitlich, situativ desorientiert			✺Gegenstände an vereinbarten Orten hinterlegen und absichern
! Kunde neigt zu akuten Verwirrtheitszuständen			✺Ggf. einfache und bewohnerbezogene Tagesstrukturierung
! Aufgrund des Kontaktmangels könnten die Verwirrtheitszustände verstärkt werden			✺Hand-in-Hand-Begleitung, d. h. mit dem Bewohner ein Stück Weg gemeinsam gehen.
! Gesteigerte			✺In Gesprächen immer

Triebhaftigkeit mit Beeinträchtigung der Steuerungsfähigkeit			wieder beiläufig die aktuelle Uhrzeit nennen
! Sinne sind altersbedingt eingeschränkt. Kunde ist zeitlich, örtlich, situativ und zur Person nicht orientiert			✹Möglichst das frühere Erscheinungsbild des Kunde herstellen (Altzeitgedächtnis anregen), z. B. durch früher getragene Kleidung (d. h. keine Jogginghosen o. ä. tragen lassen), Handtasche, Aktentasche etc.
! Zeitliche Orientierung kaum einschätzbar			✹Orientierungshilfen anbieten, Namensschild, Uhr, Gespräche führen und auf Fehler aufmerksam machen
			✹Orientierungshilfen wie z. B. Fotos, bebilderte Biografien, Erinnerungsgegenstände, Ausweise etc. einsetzen.
			✹Persönliche Gegenstände/Symbole wie Schlüssel, Löffel etc. tolerieren und darauf achten, dass sie auf Wunsch immer da sind.
			✹Regionale Besonderheiten wie Osterbräuche, Feiertage etc. berücksichtigen
			✹Schnelle Veränderungen in der Situation vermeiden
			✹Täglich für gleichbleibenden Tagesablauf sorgen und Situationen erklären.
			✹Validation anwenden (Gefühle beachten, Biographie beachten, Tätigkeiten, die der Bewohner gerade durchführt, mitmachen)
			✹Validierende Grundhaltung einnehmen
			✹Wenn der Kunde ständig das gleiche wiederholt,

			z.B. Wie spät ist es?, kann Ablenkung helfen.
			✺Wiederholtes Bewusstmachen des Umfeldes
			✺Zimmer und der Wohnbereiche jahreszeitlich gestalten. An Themen und Materialien orientieren, die Bedeutung für Kunde haben.
Kommunikation / Denken			
! Kunde hat Denkstörungen, ist dadurch zeitweise situativ nicht orientiert	✓ Kunde akzeptiert seine Einschränkungen	➚ Kunde akzeptiert seinen veränderten Gesundheitszustand	✺Adäquate Gesprächsthemen wählen
! Kunde hat Gedankensprünge	✓ Kunde erinnert sich an frühere Gegebenheiten (Langzeitgedächtnis)	➚ Kunde fühlt sich ernst genommen	✺Computer zur Verfügung stellen
! Kunde hat Merkfähigkeitsstörungen	✓ Kunde ist bereit Kontakt anzunehmen	➚ Kunde fühlt sich verstanden und wohl	✺Spiele spielen, die das Gedächtnis und die Konzentration fordern ohne zu überfordern
! Kunde kann bei wiederkehrender Erklärungen und Wiederholungen, Anforderungen von pflegerischen Tätigkeiten, sowie Sachinhalte bedingt verarbeiten oder verstehen.	✓ Kunde kann Gesprochenes verstehen	➚ Kunde kann das Pflegepersonal verstehen	
! Kunde kann sprechen - Sinn aber nicht verständlich	✓ Kunde kennt die Nebenwirkungen der Medikamente	➚ Kunde versteht	
! Kunde leidet unter einer eingeschränkten Merkfähigkeit aufgrund der Amnesie	✓ Kunde lässt sich durch Gespräche beruhigen	➚ Sprachverständnis ist gefördert	
! Kunde vergisst Namen	✓ Kunde versteht mitgeteilte Informationen und Instruktionen		
! Auf Fragen antwortet Kunde mit Wörtern die keinen Sinn ergeben, in einen nicht zusammen			

hängenden Satz			
! Gedankenabrisse (Gedanken angefangen, nicht zu Ende geführt)			
! Kommunikation nicht Themen und Sachbezogen.			
! Sprache / Denkvermögen schwindet			
! Zunehmende geistige Inflexibilität			
Kommunikation / Stimmungslage			
! Kunde ist Affektlabil (häufiger Wechsel zwischen verschiedenen Affekten wie Wut und Freude)	✓ Kunde kann phasenweise auf Reden verzichten	➚ Kunde hat ein positives Selbstbild	✹Kunde aus lauten Situationen führen (evtl. Essenaufnahme im eigenen Zimmer)
! Kunde ist sehr depressiv und spricht vom Tod		➚ Kunde ist dauerhaft motiviert, an der Therapie mitzuarbeiten	✹Beachten der Aggressionsanfälle
! Kunde verfällt teilweise in depressive Phasen, wirkt beim Nichtverstehen verärgert.		➚ Kunde kontrolliert seine Ängste	✹Depressive Phasen sofort erkennen und Gesprächsbereitschaft signalisieren
! Kunde zieht sich zurück, ist antriebslos und redet sehr wenig		➚ Beruhigung ist eingetreten	✹Nach dem Grundgefühl und -bedürfnis des Kunde forschen und sich auf dieses Grundgefühl einstimmen.
! Das "Suchen nach Wörtern überfordert Kunde oft, ist dann schnell verärgert und winkt ab		➚ Stimmungsschwankunge n sind reduziert	
! Plötzlich auftretende Euphorie			
Kommunikation / Hilfsmittel			
! Kunde benutzt vorhandenes Hörgerät nicht	✓ Kunde benutzt immer sein Hörgerät	➚ Kunde akzeptiert Brille	✹Kunde mit ausreichend Papiertaschentüchern ausstatten
! Kunde hat unten eine Zahnprothese	✓ Kunde hat Lesebrille, Hörgeräte rechts und links	➚ Kunde akzeptiert Hilfe bei der Benutzung des Hörgerätes/der Brille	✹Anleitung bei der Anwendung von Sprechkanülen geben
! Kunde kann wegen schlecht sitzendem Zahnersatz nicht deutlich sprechen	✓ Kunde kann sich mit Hilfsmitteln verständigen Buchstabentafel o.	➚ Kunde benutzt Hilfsmittel (Radio, Fernseher)	✹Anleitung/Unterstützung und Anbieten geeigneter Hilfsmittel (Brille,..)

	Ä.		
! Kunde trägt Zahnprothese ungern	✓ Kunde trägt noch die eigenen Zähne	↑ Kunde geht mit Hilfsmitteln sinngemäß um	✹Benutzen von Brille und Zahnprothese
! Kommunikation teilweise eingeschränkt, Kunde braucht Hilfsmittel zur Aufnahme oder Weitergabe von Mitteilungen, wie z.B. Hör-, Seh- und Sprechhilfen sowie computergestützte Medien, braucht gelegentlich/geringfügige Hilfe/Anleitung bei der Anpassung an äußere Bedingungen		↑ Kunde kennt Sinn und Zweck der benutzten Hilfsmittel	✹Brille beim Lesen aufsetzen und drauf achten das diese sauber ist
! Vorhandenes Hörgerät kann nicht gehandhabt werden		↑ Zahnersatz ist angepasst	✹Darauf achten, dass Sehhilfen greifbar, intakt und sauber sind
			✹Für passende Hilfsmittel sorgen
			✹Ggf. den Kunde immer an seine Sehhilfe erinnern
			✹Individuelle farbliche, bildliche oder symbolische Orientierungshilfen im Wohnbereich anbringen
			✹Merkzettel mit Wegbeschreibung, Adresse etc. in Mantel- oder Handtasche stecken
			✹Persönliche Orientierungstafeln (Wochenplan) einrichten und regelmäßig gemeinsam nutzen.
			✹Reinigung der Brille
			✹Sehhilfen einsetzen
			✹Unterstützung bei der Anwendung von Stomaprothesen geben
			✹Zum Umgang mit Hilfsmitteln anleiten
Kommunikation / Sonstiges			
! Kunde ist Analphabetiker	✓ Kunde akzeptiert die Regeln des Zusammenlebens	↑ Kunde erhält angemessene therapeutische Hilfe	✹Auf Wünsche und Bedürfnisse eingehen

! Kunde kann nicht rechnen	✓ Kunde kann langsam und groß schreiben	➚ Kunde fühlt sich akzeptiert und angenommen	✹Facharzt / Arzt informieren
! Kunde leidet unter Speichelfluss	✓ Kunde kann schreiben	➚ Kunde hat Selbstvertrauen	✹Günstigste Kommunikationsform ermitteln
! Kunde zeigt Weglauftendenzen	✓ Kunde liest und schreibt gerne	➚ Kunde ist über Angebote zur Bewältigung informiert	✹Informationen schriftlich mitteilen
! Es werden Dinge als zusammengehörig empfunden, die nicht zusammengehören, und andere Dinge werden als zur eigenen Person zugehörig empfunden, obwohl sie es nicht sind.	✓ Wünsche und Bedürfnisse sind bekannt und werden wahrgenommen	➚ Kunde kommt nicht zusätzlich unter Druck	✹Mit einer Selbsthilfegruppe Kontakt aufnehmen
! Schreiben und Lesen ist nicht oder nur eingeschränkt möglich		➚ Kunde schätzt ihre/seine Einschränkungen richtig ein	✹Teamabsprachen über Verhaltensstrategien
		➚ Angehörige sind über die Symptome der Krankheit aufgeklärt	✹Verständnis zeigen
		➚ Auf Bedürfnisse wird eingegangen	
		➚ Erkrankungen sind fachgerecht behandelt	
		➚ Komplikationen sind rechtzeitig erkannt und verhindert	
		➚ Regelmäßige Kontrolluntersuchungen	
		➚ Selbständigkeit und individuelle Lebensqualität ist erhalten	
		➚ Selbstverantwortlichkeit ist unterstützt	
		➚ Sensibilität ist wiedergewonnen	
		➚ Unterstützung beim Organisieren und Planen ist gewährleistet	
		➚ Wohlbefinden	
		➚ Wünsche und Bedürfnisse des Kunde sind bekannt und werden wahrgenommen / verstanden	

Bewegung / Mobilität / Gangbild			
! Kunde hat ein unsicheres Gangbild	✓ Kunde benutzt Hilfsmittel	➚ FZ: Gangbild ist verbessert	✹ Kunde wird beim tägl. Gehen unterstützt und angeleitet
! Kunde hat einen langsamen und schlürfenden Gang	✓ Kunde akzeptiert Therapien		✹ Auf geeignetes Schuhwerk achten
! Kunde ist sehr gangunsicher durch ihre Parkinsonerkrankung			✹ Bei den verschiedenen Gängen begleiten
! Kunde ist unsicher im Gehen aufgrund einer Gelenkserkrankung.			✹ Hilfestellung beim Gehen
! Aufgrund der Parkinsonerkrankung zeitweise etwas Gangunsicherheit			✹ Tgl. Lauftraining mit Rollator über kurze Strecken (Toilette, Tagesraum)
! Ermüdung, Gangunsicherheit, Einknicken			
! Gangunsicherheit, verändertes Gangbild, Gleichgewichtsstörungen, Stürze,			
! Psychogene Gangstörung			
! Unsicherer Gang			
! Unsicherheit beim Gehen			
Bewegung / Mobilität / Bewegungsablauf			
! Kunde hat einen Anlaufschmerz, der ihn im Bewegungsablauf hindert.	✓ Kunde kann sich abstützen und aufrichten	➚ Kunde hat einen harmonischen Bewegungsablauf	✹ Kunde zu kleineren Spaziergängen am Tag ermutigen
! Kunde hat oft Schwierigkeiten beim Laufen		➚ Kunde kennt eine Bewegungstechnik und wird beim Aufsitzen unterstützt	✹ Kunde Zur Durchführung anleiten
! Kunde kann ihre li. Hand eigeschränkt bewegen (heben und senken)		➚ Stehübungen werden akzeptiert. Kunde ist schmerzfrei bei Bewegungsabläufen	✹ Bewegungsübungen im Bett (z.B. Füße drehen, Zehen spreizen und einkrallen)
! Kunde leidet unter unphysiologischen Bewegungsabläufen			✹ Gleichgewichtstrainin g durchführen
! Die Bewegungen von Kunde sind wegen des Parkinsons, schwunglos, er bleibt spontan stehen.			✹ Ständiges Einüben eines Bewegungsablaufs (KG, Ergo fragen)
! Verlangsamung aller Bewegungsabläufe			
Bewegung / Mobilität / Beweglichkeit			

!Kunde hat eine Kontraktur und ist in der Beweglichkeit eingeschränkt.	✓Kunde hat keine Einschränkungen der Beweglichkeit der Extremitäten	➚Kunde bewegt den Oberkörper ohne Einschränkungen	✹Kunde zum Bewegen motivieren und beim Aufstehen unterstützen
!Kunde ist auf beiden Armen bewegungseingeschränkt , Z.n. OP am li. Schultergelenk	✓Kunde kann Arme und Beine noch etwas bewegen	➚Kunde bewegt eingeschränkt den Oberkörper	✹Aktive / passive Bewegungsübungen
!Kunde ist bewegungseingeschränkt	✓Kunde kann ATS allein ausziehen	➚Kunde bewegt eingeschränkt Kopf/ Oberkörper/ Extremitäten	✹Aktivierende Bewegungsübungen innerhalb und außerhalb des Bettes durchführen 2mal tgl. durchführen
!Kunde ist bewegungseingeschränkt durch Paresen	✓Kunde kann bis auf den linken Arm alle Extremitäten frei bewegen	➚Kunde bewegt Teilextremitäten allein	✹Bei morgendlicher Grundversorgung durchbewegen der Extremitäten (Beugen und Strecken), nicht gegen Spastik arbeiten. Warten, bis Spastik sich löst, behutsam vorgehen.
!Kunde ist eingeschränkt in ihren Bewegungen durch das Tragen einer Hüftorthese aufgrund Hüft TEP links	✓Kunde kann den Kopf minimal zur Seite drehen	➚Kunde kann seine Füße selbstständig auf die Fußstützen stellen.	✹Beobachtung der Bewegung, um eine beginnende Bewegungseinschrän kung rechtzeitig zu erkennen
!Kunde ist in der Bewegungsfreiheit eingeschränkt durch Magensonde.	✓Kunde kann die Extremitäten beugend anspannen	➚Beweglichkeit aller Gelenke ist erhalten	✹Die verbliebenen Fähigkeiten (Faust ballen, Finger heben) werden stabilisiert und ausgebaut.
!Kunde ist in der Fähigkeit sich zu bewegen eingeschränkt, aufgrund der Geh- und Haltungsstörungen	✓Kunde kann die nicht betroffene Seite einsetzen.	➚Beweglichkeit von Gesichts-, Lippen- und Zungenmuskeln ist unterstützt	✹Gelenke frei und in physiologischer Stellung lagern
!Kunde kann Arme und Beine teilweise bewegen	✓Kunde kann Kopf und Arme kurzzeitig bewegen	➚Die Beweglichkeit der Gelenke ist bewahrt.	✹Kopf: Mittelstellung (mit flachem Kissen) / leicht nach vorn gebeugt
!Kunde kann durch Kontrakturen in beiden Beinen und in den Füßen nicht selbstständig gehen	✓Kunde kann re. Bein uneingeschränkt bewegen	➚Förderung und Erhaltung der Beweglichkeit	✹Möglichst bei allen Tätigkeiten auf einem Stuhl mit aufrechter Lehne sitzen lassen, Füße flach auf dem Boden
!Kunde kann re. Bein	✓Kunde kann	➚Schmerzfreie	✹Passive

eingeschränkt bewegen, (Hüftoperation)	selbständig ohne Hilfsmittel rechten Arm und Hand/ rechtes Bein bewegen	Bewegungsübungen durch Physiotherapie sind gewährleistet	Bewegungsübungen nicht gewaltsam durchführen.
! Aufgrund Hemiplegie rechts, hat Kunde starke Bewegungseinschränkungen	✓ Kunde kann sich selbständig bewegen		✹ Regelmäßiges, tägliches Bewegungstraining
! Bewegung — Körperschema eingeschränkt!	✓ Kunde setzt sich mit/ohne Unterstützung auf die Bettkante,		✹ Täglich regelmäßig passive, volle Bewegung der mehrbetroffenen Gelenke zur Vermeidung arthrogener Kontrakturen (KG fragen)
! Defizite in der Beweglichkeit	✓ Keine Einschränkungen der Beweglichkeit der Extremitäten		✹ Wenn Kunde im Rollstuhl sitzt, sollten immer die Fußstützen entfernt werden, da mit Fußstützen das Becken nach hinten kippt und der Oberkörper schlecht aktiv aufrecht gehalten werden kann.
! Früh eingeschränkt sind Innenrotation und kombinierte Abduktion / Außenrotation.			
! Reduzierte Beweglichkeit der Gelenke			
Bewegung / Mobilität / Feinmotorik			
! Kunde kann aufgrund ihrer Arthrose sehr schlecht greifen	✓ Kunde hat in der Feinmotorik keine Einschränkungen	➚ Feinmotorik / Schreiben / Greifen ist für Kunden möglich	✹ Kunde im Rahmen der Beschäftigungsangebote feinmotorische Tätigkeiten anbieten wie etwa Basteln, Malen, Schreiben (dabei aber eine Überforderung vermeiden)
! Eingeschränkte feinmotorische Fähigkeiten			
Bewegung / Mobilität / Mobilität			
! Kunde geht nicht auf die Toilette, sondern auf den	✓ Kunde bewegt sich selbständig	➚ Kunde bewegt sich im Zimmer mit/ohne	✹ Kunde geht oft mit der Tochter spazieren

Toilettenstuhl, auch am Tage.	ausreichend	Begleitung	
!Kunde ist darauf angewiesen, dass eine oder mehrere Personen helfen	✓Kunde darf aufgrund des Krankheitsbildes für wenige Stunden am Tag aufstehen	➚Kunde führt den Transfer mit Hilfe/ selbständig durch	✹Kunde bei Verweigerung der Mobilisation beraten und Vorteile aufzeigen sowie Risiken besprechen
!Kunde kann das Bett nicht alleine aufsuchen und wieder verlassen	✓Kunde geht oft und gerne im Garten spazieren	➚Kunde geht in Begleitung/allein mit/ohne Körperkontakt	✹Kunde z.B. Sitztanz anbieten, dabei aber auf eine Überforderung achten
!Kunde kann nicht allein ins Bett gehen	✓Kunde hilft beim Transfer mit	➚Kunde geht und steht alleine auf und ins Bett	✹Kunde zum Essen an den Tisch setzen
!Kunde kann nicht alleine gehen	✓Kunde kann auf der Bettkante sitzen	➚Kunde ist zur Mobilisation motiviert	✹Kunde zur Mobilisation motivieren.
!Kunde kann nicht alleine Treppensteigen	✓Kunde kann im Stuhl sitzen	➚Kunde kann alleine aufstehen	✹Ab dem 26.01 täglich stehen üben, am Waschbecken vor der Körperpflege
!Kunde kann nicht selbständig aufstehen/zu Bett gehen	✓Kunde kann mit Hilfe gehen	➚Kunde kann beim Transfer etwas mithelfen	✹Anleiten zum Gehen, Sitzen, Aufstehen bei Bedarf
!Kunde kann nicht sitzen	✓Kunde kann mit Hilfe stehen	➚Kunde kann mit Unterstützung sicher stehen	✹Bei allen Transfers und Lagerungen im Bett die bilaterale Armführung nach Bobath© anwenden (Der Kunde faltet seine Hände so, dass der Daumen der stärker betroffenen Seite oben liegt, wie beim Beten.)
!Kunde kann sich nicht allein vom Bett in den Stuhl bewegen.	✓Kunde kann selbständig gehen , stehen , den Kopf und die unteren und oberen Extremitäten bewegen , sowie die Lage im Bett selbständig verändern	➚Kunde kann Teilleistungen selbständig ausführen	✹Beim Transfer begleiten und anleiten
!Kunde kann Transfer auf die Toilette nicht selbstständig durchführen	✓Kunde kann sich (im Haus) frei bewegen	➚Kunde lässt sich teilweise mobilisieren	✹Die Pflegekraft fasst mit einer Hand an den Po und mit der anderen an den Brustkorb, die Knie werden fixiert und Kunde legt seine

			Arme locker auf dem Rücken der Pflegekraft ab. Durch eine Gewichtsverlagerung der Pflegekraft nach hinten wird Kunde automatisch angehoben und mit Hilfe der Drehscheibe sanft in den Rollstuhl transferiert.
! Kunde kann Transfer in den Stuhl nicht selbstständig durchführen	✓ Kunde kennt Strategien und Mobilisationstechniken	➚ Kunde sitzt / steht / geht mit Hilfe	✹ Eigenständigkeit fördern
! Kunde kann Transfer nicht selbständig durchführen aufgrund von ...	✓ Kunde zeigt keine funktionellen Einschränkungen	➚ Kunde steht alleine auf	✹ Frühmobilisation
! Kunde sitzt unsicher im Stuhl, rutscht herunter		➚ Kunde steigt mit Unterstützung Treppen	✹ Gehen
! Kunde wird zur Versorgung auf den Toilettenstuhl mobilisiert mit 2 PP		➚ Aufrechterhalten der Mobilität ist gewährleistet	✹ Hilfestellung bei Transfer auf die Toilette, ins Bett, in den Tagesraum und zum Spaziergang nach Bedarf
! Bettlägerig		➚ Bis zum 20.03.04 zu den Toilettengängen ins Bad gehen	✹ Hilfestellung beim Gehen und Stehen nach Bedarf
! Durch Immobilität ist Mobilisation nicht möglich, bettlägerig		➚ Erhalt der Eigenaktivität	✹ Hilfestellung beim Stehen / Gehen / Treppen steigen
! Einschränkungen in der Mobilität		➚ Förderung und Erhaltung der Eigenaktivität	✹ Hilfestellung beim Transfer in den Stuhl
! Für Transfer jeglicher Art ist Hilfe notwendig (1 Person / 2 Personen)		➚ Größtmögliche Mobilität ist gewährleistet	✹ Hilfestellung beim Transfer ins Bett
! Infolge von Apoplex kann Kunde den Transfer Bett - Rollstuhl nicht selbst durchführen		➚ Mobilisation und Aktivierung / mit Hilfe vor dem Bett stehen können	✹ Im Stand kann Kunde einfacher die Kleidung an- und ausgezogen werden.
! Mobilität durch erkennbar schlaffe Lähmung in der linken Körperhälfte komplett eingeschränkt.		➚ Mobilität ist gesteigert	✹ In den Lehnstuhl setzten
! Teilweise unselbständig: Für Bewegung (z. B. drehen im Bett) ist zeitweise/teilweise		➚ Selbständiges Bewegen in gewohnter Umgebung (kein Treppensteigen)	✹ Körperliche Hilfestellung beim ... geben,

personelle Hilfe erforderlich			
!Kunde verweigert jede Art von Mobilisation		↗Selbstständigkeit und Unabhängigkeit	❁Mobilisation durch 2 PP in den Rollstuhl
		↗Vorhandene Mobilität ist erhalten	❁Mobilisation ist orientiert an Bewohnerwünschen
			❁Mobilisationsübungen im Bett durchführen
			❁Nur den Einschränkungen entsprechend unterstützen
			❁Regelmäßiger Transfer in Rollstuhl
			❁Sitzposition sichern,
			❁Tgl. Mobilisation durch das PP (Rollstuhl)
			❁Transfer nach Bobath
			❁Treppensteigen
			❁Unterstützende Hilfe beim Verlassen/Wiederaufsuchen des Bettes
			❁Vollübernahme des Transfers
			❁Vollübernahme des Transfers in Rollstuhl
			❁Vor dem Aufstehen auf Verfassung achten, bei Überbelastung: Abbruch.
			❁Vor jeder Mobilisation Vitalzeichenkontrolle
			❁Während der Mobilisation passive Bewegungsübungen für die Beine mit Kunde durchführen und Kontrakturen vorzubeugen und die Beweglichkeit der Gelenke aufrecht zu halten und zu fördern
Bewegung / Mobilität / Lage im Bett			
!Kunde benötigt Hilfe bei der Lagerung um Schmerzfreiheit zu haben	✓Kunde äußert Wunsch nach Lageveränderung	↗Kunde akzeptiert Lagerungen	❁Kunde je nach Möglichkeit zur eigenständigen Lagerung animieren.

!Kunde kann seine Lage im Bett nicht alleine verändern	✓Kunde kann ihre Lage im Bett selbständig verändern	➚Kunde kann seine Körperlage selbstständig verändern	✹2-stdl. 30 Grad-Seitenlage links / rechts und Rücken, wenn nach 2 Stunden Rötung in betreffender Region vorhanden, die sich auf Fingerdruck nicht weiß verfärbt, sondern rot bleibt.
!Kunde lehnt jede Lagerung ab.	✓Kunde kann sich im Bett selbstständig drehen und lagern.	➚Auf physiologische Stellung der Gelenke ist geachtet	✹3 x tgl. 20 Minuten Kräftigungsübungen durch passive Bewegungsübungen, 2 stündliche. Lagerung, eiweißreiche Sondenkost
!Nächtliche Lagerungen kann Kunde nicht mehr selbständig durchführen.			✹Alternativen zum Laufen anbieten. Siehe AEDL 9
			✹Bei der Lagerung unter kinästhetischen Gesichtspunkten unterstützen
			✹Dehnlagerungen
			✹Durchführung im Lagerungsplan dokumentieren
			✹Lagerung in Beugestellung
			✹Lagerung nach Bobath alle 2-3 Stunden
			✹Lagerungen dokumentieren.
			✹Lagerungs- /Bewegungsplan erstellen, Lagerungswechsel nach Plan durchführen
			✹Mikrobewegungen, dokumentiert im Lagerungs- und Bewegungsplan
			✹Rechts/links/auf den Rücken lagern Bewegung und Lagerungsplan
			✹Regelmäßige

			Lagerung nach Pflegestandard Nr.:____
			❁Volle Übernahme bei Lageveränderungen innerhalb und außerhalb des Bettes.
Bewegung / Mobilität / Koordination (Zittern Lähmung)			
!Kunde hat Störungen der Bewegungskoordination	✓Kunde kann trotzt Fingerzittern wichtige Dinge des täglichen Leben verrichten	➚Kunde kennt Spastik reduzierende Bewegungsmuster und kann diese einsetzen	❁Konzentrations- und Koordinationsübunge n durchführen lassen
!Koordinationsstörungen			❁Spastikvermeidende Transfertechniken anwenden (Kinästhetik, Einsatz von Liftern)
Tremor			
Bewegung / Mobilität / Muskeltonus			
!Kunde hat Spastiken	✓Kunde hat keinen erhöhten Muskeltonus	➚Ausreichend Stabilität für eigene Bewegungen ist gegeben	❁Kräftigung und Ausdauertraining
!Kunde ist anfällig für Kontrakturen, Dekubitus und anderen Sekundärerkrankungen		➚Muskeltonus ist verringert	❁Pflegekraft achtet auf eine Erhöhung des Muskeltonus und auf eine gesteigerte Aufmerksamkeit.
!Kunde leidet aufgrund eines Apoplex unter einer Hemiplegie rechts, begleitet mit einer spastischen Lähmung des rechten Armes.		➚Spastizität ist reduziert bzw. abgebaut	
!Erhöhung der Muskelspannung (wird als Starrheit empfunden)			
!Kontraktur des li. und re. Arms			
!Muskelschmerzen und -verhärtungen, Spastik			
Bewegung / Mobilität / Mögliche Gefahren (Risiken)			
!Kunde benötigt bei allen Gelegenheiten außerhalb des Zimmers ständige Begleitung um nicht zu stürzen	✓Kunde ist nicht dekubitusgefährdet	➚Kunde erleidet keine Komplikationen. Veränderungen werden frühzeitig erkannt.	❁Kunde häufig sitzen lassen (natürliche Spitzfußprophylaxe, Rumpfstabilisierung), auf eine aufrechte Haltung achten, aber nicht überfordern
!Kunde darf/kann rechten / linken Arm / Bein nicht	✓Kunde ist nicht sturzgefährdet	➚Kunde erleidet keine zusätzlichen	❁Kunde wird in der Nacht alle 4 Stunden

belasten		Verletzungen	gelagert - 30° Lagerung durch Angehörige
! Kunde hat Angst aus dem Bett zu fallen.	✓ Kunde ist nicht kontrakturgefährdet	➚ Kunde hat keine Kontrakturen	❁ Angioplastische / gefäßchirurgische Maßnahmen
! Kunde hat keine Spontanbewegungen. Es besteht Dekubitusgefahr aufgrund Bewegungseinschränkung.	✓ Kunde ist nicht thrombosegefährdet	➚ Kunde ist schmerzfrei. Vermeidung von Stürzen. Kunde geht sicher und angstfrei. Kunde kann mit Schmerzen umgehen	❁ Auf ausreichende Flüssigkeitszufuhr achten.
! Kunde hat keine Spontanbewegungen. Es besteht Dekubitusgefahr aufgrund Ruhigstellung (Extension).	✓ Kunde ist nicht obstipationsgefährdet	➚ Kunde kennt seine persönlichen Risiken	❁ Ausreichend Sitzgelegenheiten anbieten
! Kunde ist bettlägerig und immobil und aufgrund dessen besteht eine erhöhte Thrombosegefahr.		➚ Auflagedruck ist reduziert	❁ Beaufsichtigen
! Kunde ist einer erhöhten Gefahr ausgesetzt, Kontraktionen, Kreislaufschwierigkeiten und Osteoporose zu erleiden aufgrund der vielfältigen Bewegungseinschränkungen		➚ Dekubitus- und Thromboserisiko ist minimiert	❁ Bei Entzündungszeichen Arztbesuch veranlassen und ärztliche Verordnungen ausführen, z. B. Beine hoch lagern, Kühlung, Kompressionstherapie.
! Kunde ist sturzgefährdet		➚ Der venöse Rückfluss ist gefördert	❁ Beine herzwärts waschen und eincremen
! Kunde ist thrombosegefährdet		➚ Druckentlastung gefährdeter Körperstellen ist sichergestellt	❁ Bettgitter, Beschluss Amtsgericht
! Kunde stolpert sehr häufig beim Gehen aufgrund einer Fußheberparese		➚ Entwickelt keine Thrombose	❁ Bradenskala 1x monatlich scoren
! Aufgrund der Immobilität besteht die Gefahr einer Obstipation.		➚ Erschöpfungszustände sind vermieden	❁ Dekubitus-, Kontraktur-, Thrombose-, Sturzprophylaxe lt. Standard Pro 01 ,02 ,03 Einsatz der Bradenskala 1xmonatl.
! Aufgrund der Sehbeeinträchtigung,		➚ Folgeschäden sind vermieden	❁ Dekubitus-, Kontrakturen- und

sturzgefährdet, setzt sich neben den Stuhl			Thromboseprophylaxe tgl. nach Leitlinien/Standards durchführen
! Dekubitusgefahr durch - Bettlägerigkeit - Immobilität - Bewegungsmangel - Lähmung		↗Gefahren werden richtig eingeschätzt/erkannt	✹Dekubitusprophylaxe durchführen Beispiel: 2x täglich Hautkontrolle im Rahmen der Körperpflege; 2-stündige Lagerung; Fersenfreilagerung mit Kissen; (Arm / Bein) in Schaumstoffschiene lagern; Fersenweichlagerung durch H2O-Handschuhe; 3x täglich Kontrolle der gefährdeten Stellen (Ferse , Gesäß, Schulterblatt, Knie, Ellenbogen, Hüfte, Knöchel) auf Rötung und Blasenbildung; gefährdete Stellen (mit Fell) unterpolstern; Einsatz einer Wechseldruckmatratze anregen; Pat zur Bewegung anleiten und einüben
! Es besteht die Gefahr einer Pneumonie durch die Immobilität der stärker gelähmte Seite und die Aspiration.		↗Gewichtsverlust	✹Dekubitusrisikoerfassung 1x mtl.
! Es besteht die Gefahr von Spastik und Kontrakturen durch Immobilität der stärker gelähmte Seite.		↗Haut ist ausreichend durchblutet	✹Druckvermeidung auf die Fußsohlen
! Gefahr der Lungenentzündung durch Schonatmung und / oder flacher Atmung und einseitiger Haltung bei mangelnder Lungendurchblutung.		↗Intakte Haut	✹Einschätzung des Ernährungszustandes und evtl. Ernährungsberatung einschalten
! Gefahr einer Luxation und		↗Kontrakturen sind	✹Erforderliche

Schaftfraktur		vermieden	Prophylaxen durchführen
!Gefahr von Folgeerkrankungen:		➚Muskelabbau ist verzögert. Nervenschäden sind vermieden	✹Für angemessene Kleidung sorgen
!Kontrakturengefahr		➚Risikofaktoren u. Begleiterkrankungen sind ausgeschaltet	✹Füße nur während der Fahrt auf der Fußstütze, sonst Bodenkotakt.(Spastizitätsprophylaxe)
!Rechter Fuß wurde amputiert. Gefahr von Beugungskontraktur Gleichgewichtsstörung -> Sturzgefahr		➚Senkung der Blutzucker- und Fettwerte	✹Ggf. Reduktionskost anstreben
!Sturzgefahr bedingt durch		➚Spontane Knochenbrüche sind vermieden	✹Hautbeobachtung/Dokumentation
!Venöser Rückfluss ist reduziert, es besteht Thrombosegefahr		➚Sturzprophylaxe , Kontrakturenprophylaxe , Dekubitusprophylaxe	✹Hindernisse beseitigen
		➚Thrombose ist vermieden / Venöser Rückfluss ist gefördert	✹Im Zimmer Barrieren abbauen, wie etwa schwere Teppiche, lose Kabel etc.
		➚Unversehrtes Gewebe /Muskulatur / Haut an allen aufliegenden Körperstellen	✹Kalziumreiche Ernährung u. Kalziumsubstitution
		➚Verbesserung der Durchblutung	✹Kontrakturenprophylaxe, Dekubitusprophylaxe, Sturzprophylaxe
		➚Vermeidung eines Dekubitus	✹Medikamente auf ihre sturzfördernde Wirkung prüfen, z.B. einige Benzodiazepine, Neuroleptika, trizyklische Antidepressiva sind sturzfördernd
		➚Vermeidung von Folgeschäden, wie Dekubitus, Thrombose, Kontrakturen, Pneumonie, Ödeme	✹Nächtliches Tragen von Stoppersocken
		➚Vermeidung von Kontrakturen und wieder Folgeschäden	✹Regelmäßige Einschätzung des Dekubitusrisikos z.B.

			in die Bradenskala
			❁Scherkräfte reduzieren
			❁Spitzfußprophylaxe durchführen Beispiel: physiologische Gelenkstellung (der Fußgelenke) erhalten z.B. durch Kissenlagerung
			❁Ständige Beobachtung der Haut
			❁Sturzprophylaxe Expertenstandard
			❁Sturzprophylaxe nach Standard mit individueller Anpassung
			❁Thromboseprophylax e
			❁Thromboseprophylax estrümpfe / -Verbände anlegen
			❁Überprüfung auf einschnürende Kleidung im betroffenen Axelbereich, venöser und lymphatischer Rückfluss muss gegeben sein.
			❁Völlige Druckentlastung gefährdeter Stellen
			❁Weiche Sohlen als Schockabsorber
Bewegung / Mobilität / Bewegungsbewusstsein			
!Kunde hat Schwierigkeiten, längere Zeit ruhig zu sitzen, steht immer wieder auf. Verstärkt am Nachmittag.	✓Kunde akzeptiert das Krankheitsbild	➶Kunde beachtet seine stärker gelähmte Seite	❁Kunde immer wieder von der gelähmten Seite aus stimulieren,
!Kunde ist sehr antriebsarm	✓Kunde hat Freude an Aktivitäten	➶Kunde kennt die schmerzfreie Wegstrecke	❁Alle benötigten Gegenstände auf der mehrbetroffenen Seite platzieren
!Kunde kennt die Folgen von Bewegungsmangel nicht	✓Kunde hat nach Motivation Freude an Gymnastik und anderen Aktivitäten	➶Kunde nimmt seine mehrbetroffene Körperhälfte wahr	❁Auf Überforderungen achten

!Kunde leidet unter Bewegungsarmut	✓Kunde ist bereit, das Mögliche beizutragen	➚Gleichgewichtssinn ist gefördert	✺Berücksichtigung der Leistungsgrenzen beim Training
!Kunde steht teilweise tagelang nicht auf	✓Kunde ist kooperativ		✺Ermutigen, soviel wie möglich selbst zu tun
!Starker Bewegungsdrang	✓Kunde ist motiviert - will sich bewegen		✺Pflegerische Hilfestellung über die gelähmte Seite erfolgen lassen
	✓Kunde ist optimistisch		✺Ruhepausen Festlegen und Einhalten
	✓Kunde kann die eigenen Kraftreserven einschätzen		✺Über bewegungsfördernde Umgebungsgestaltung/ Verhaltensweisen informieren/aufklären
	✓Kunde kann mithelfen		✺Wahrnehmungsförderung (Lagerung auf die stärker gelähmte Seite)
	✓Kunde kennt das Handling und kann kooperieren		
	✓Kunde kommt mit seiner/Ihrer Behinderung zurecht		
	✓Kunde versucht mitzuhelfen		
	✓Kunde wünscht selbst Lagerungen		
Bewegung / Mobilität / Hilfsmittel			
!Kunde braucht eine Antidekubitusmatratze	✓Kunde akzeptiert die Lagerungskissen	➚Kunde kann ATS bis zum......allein /mit Hilfe an / ausziehen	✺Kunde lehnt tragen von Sturzprotektoren ab
!Kunde ist auf Rollstuhl angewiesen	✓Kunde bewegt sich innerhalb des Hauses selbstständig mit Hilfe des Rollstuhls.	➚Kunde kann selbst./ mit Hilfe/...die Antithrombosestrümpfe anziehen	✺Kunde motivieren, sich in den Rollstuhl setzen zu lassen
!Kunde kann ohne Hilfsmittel nicht lange stehen und laufen.	✓Kunde hat 2 Gehstützen	➚Kunde kann sich mit Hilfe seines Rollstuhls frei bewegen.	✺Kunde über geeignete Hilfsmittel informieren und Beschaffung anregen
!Aufgrund einer Hautunverträglichkeit führen die Kompressionsstrümpfe zu Juckreiz. Kunde fühlt sich nicht wohl.	✓Kunde hat eine Antidekubitusmatratze	➚Kunde kennt Hilfsmittel zur Fortbewegung.	✺Kunde wird von der Tochter bei längeren Strecken mit dem Rollstuhl gefahren
!Prothesen	✓Kunde hat einen Rollator - kann sich in	➚Kunde lernt mit Gehhilfen/Rollstuhl …	✺Anleitung beim Umgang mit dem

	Begleitung fortbewegen.	umzugehen	Gehstock
	✓Kunde hat Rollator und Gehhilfe	➚Kunde überwindet die Isolation. Kunde setzt Hilfsmittel ein	✹Anleitung des Kunde zum Benutzen von Anziehhilfen
	✓Kunde kann Gehhilfen einsetzen	➚Kunde wendet Hilfsmittel selbstständig an	✹Anwendung von Lagerungshilfen, - z. B.: Kissen
	✓Kunde kann mit dem Rollator gehen, mit Hilfe / teilweiser Unterstützung / selbstständig	➚Intakte Haut. Kunde kann mit Hilfsmitteln umgehen	✹Benutzt selbständig den Toilettenstuhl.
	✓Kunde kann selbst. Laufen mit Hilfe von Rollator	➚Selbständiges Bewegen in gewohnter Umgebung (kein Treppensteigen) mit Rollstuhl selbständig	✹Bettbügel entfernen, um einseitige Bewegungsmuster zu vermeiden
	!Kunde kann sich selbständig im Rollstuhl fortbewegen	➚Sicherheit im Umgang mit Hilfsmittel	✹Dreipunktstock
	!Kunde kann um Lagerungswechsel bitten		✹Einsatz einer Antidekubitusmatratze
	!Kunde sitzt ruhig im Rollstuhl		✹Einsatzmöglichkeiten und Bedarf von Hilfsmitteln klären, z. B. Bettbogen, Kompressionsstrümpfe
	!Orthopädisches Schuhwerk		✹Gehwagen
	!SofTec-Lumbo-Stützkorsett		✹Hilfsmittel (Rollator)
			✹Hilfsmittel: Hautemulsion, Beinschienen, Kissen für Fußende, 2 zusammen gerollte Kissen für den Halsbereich, Fußsohlenstimulationsschuhe
			✹Lagerungshilfsmittel verwenden
			✹MTS
			✹Regelm. Hilfsmittel auf Funktionsfähigkeit überprüfen
			✹Rollstuhl 2- 3x täglich
			✹Strickleiter anbieten

			❁Tragen der Orthese 24 Stunden
			❁Unterstützung beim Umgang mit dem Gehstock
			❁Versorgung mit Protektorenhose
Bewegung / Mobilität / Körperliche Einschränkungen			
!Kunde darf sich nicht beugen	✓Kunde hat keine körperlichen Einschränkungen	➶Kunde steigert seine Belastbarkeit	❁Kunde mit den Drainagen und Zugängen vertraut machen.
!Kunde hat an Körperteilen Hautschäden durch einen Intertrigo	✓Kunde kann alle Gliedmaßen schmerzfrei bewegen	➶Kunde kann alle Gliedmaßen schmerzfrei bewegen	❁Aufgetretene Kontrakturen und Spastiken werden gelindert
!Kunde hat Dekubitus am Steiß	✓Kunde ist schmerzfrei	➶Kunde ist schmerzfrei	❁Chirurgische Nekroseabtragung,
!Kunde hat eine Hemiparese der linken Körperhälfte aufgrund eines Apoplex			❁Feuchthalten durch hydroaktive Wundauflagen (Hydrosorb®, Sorbalgon®), Wunde darf nicht austrocknen
!Kunde hat eine Oberschenkelamputation. Gefahr der Beugekontraktur im Hüftgelenk und verändertes Körperschema.			❁Schmerzen erfragen u. dokumentieren
!Kunde hat Kachexie			
!Kunde hat nach einem Sturz schwere Prellungen erlitten, klagt noch immer über Schmerzen im Lendenwirbelbereich			
!Kunde hat seit ihrer Geburt eine Verkürzung des re. Beines mit Spitzfußneigung			
!Kunde hat verstärkte Knochenbruchneigung			
!Kunde ist aufgrund einer Querschnittslähmung - bei gleichzeitiger Unterschenkelamputation links und "Elefantenfuß rechts" rollstuhlpflichtig			
!Kunde ist aufgrund von Knie- und Hüftproblemen			

im Gehen beeinträchtigt			
! Kunde ist nach Sturz immobil			
! Kunde kann aufgrund ihrer Rechtherzinsuffizienz nicht alleine auf die Toilette			
! Kunde kann aufgrund von körperlicher Schwäche sowie durch einer OP der Extremitäten (Beine) nicht Gehen / Laufen / Treppen steigen			
! Kunde leidet unter einer subluxierten Schulter als Folge des Schlaganfalls			
! Kunde zeigt einen reduzierten Allgemeinzustand			
! Apoplexie, WS-Skoliose, Vertigo			
! Aufgrund der Gichterkrankung kann Kunde keine langen Strecken zurücklegen			
! Autoimmunerkrankung der kleinen u. großen Gelenke u. Sehnenscheiden,			
! Bewegungseinschränkung von Arm/Schultergelenk durch Schmerzen			
! Druckschmerz der Fußsohle			
! Erschöpfungszustände			
! Femurfraktur			
! Gelenkverletzungen			
! Gicht, Arthrose			
! Haltungsstörung: Maskengesicht, Nackenflexion, Rundrücken, leichte Flexion in Hüfte und Knie,			
! Hemiplegie -> lehnt betroffene Körperhälfte ab			
! ist adipös BMI ist 31			
! Kurzatmigkeit während der Bewegung			
! Ödeme in Gelenknähe			
! Postthrombotisches Syndrom,			
! Schenkelhalsbruch			
! Schmerz beim Beklopfen			

der Fußsohle und der Wade, Haut ist bläulich rot, warm, glänzend. Schwellung des Beines, Knöchelödem.			
!Schmerzen bei Dehnung des Armes nach außen			
!Schmerzen im Schulterbereich			
!Schonhaltung: Schmerzen bei Bewegung			
!Sensibilitätsstörungen			
!Stauung des Blutes in den Venen, durch:			
!Symptome: Frühsymptom ist Schmerz, insbesondere in der Leistengegend.			
!Trauma, Verletzungen, OP			
!Unterschenkelamputation li.			
!Verlust von Knochenmasse mit Schmerzen u. gesteigertem Frakturrisiko (bes. in der Wirbelsäule),			
!Ziehender Schmerz entlang der Vene,			
Bewegung / Mobilität / Therapie			
!Kunde akzeptiert Therapien nicht und verweigert diese	✓Kunde akzeptiert den Schlaganfall und arbeitet an der Therapie mit	➚Kunde akzeptiert Bewegungsübungen. Unterstützt PK beim Transfer in den Rollstuhl	✹Kunde erhält Krankengymnastik
	✓Kunde akzeptiert krankengymnastische Übungen	➚Kunde bleibt zur Mitarbeit motiviert / ist dauerhaft motiviert, an der Therapie mitzuarbeiten	✹Kunde zu Aktivitäten motivieren. Z.B Altenstube
	✓Kunde akzeptiert Physiotherapie	➚Kunde ist über Maßnahmen informiert und zu Bewegungsübungen motiviert	✹2 mal wöchentlich Physiotherapie und Ergotherapie
	✓Kunde beherrscht Bewältigungsstrategi en	➚Kunde kennt das Bewegungsverhalten und kann mit Hilfen umgehen	✹Anbieten von Schwimmübungen
	✓Kunde führt Bewegungen nach Anweisung/Anleitung durch	➚Kunde nimmt regelmäßig seine Medikamente unter Aufsicht ein	✹Bei der Einnahme von Schmerzmitteln auf Nebenwirkungen achten, auch bei physikalischen

			Anwendungen. Die Wirkung ca. 30 Min. nach Medikamentengabe oder physikalischer Anwendung erfragen
	✓Kunde ist offen für medikamentöse Behandlung	➚Empfindet Entlastung u. Linderung	✺Bettende hochstellen o. Beine auf Kissen lagern
	✓Kunde macht selbstständig mehrmals täglich Beingymnastik	➚Förderung	✺Das erkrankte Bein tiefer lagern u. locker in Watte o.a. einpacken, keine Wärmeanwendungen.
	✓Kunde nimmt an Gruppengymnastik teil	➚Regelmäßige Physiotherapie sowie Mobilisierung durch PK wenn Sie vor Ort	✺Entspannungstechniken u. physikalische Anwendungen können unterstützend wirken
	✓Kunde nimmt regelm. an Physiotherapie teil	➚Schmerzfreiheit bis zum	✺Förderung der Mobilität durch Krankengymnastik und ggf. durch hauseigene Beschäftigungsangebote
	✓Kunde vertraut PP		✺Gehtraining
	✓2x wöchentlich KG.		✺Gezielte Atemgymnastik in die Flanken und Bauch.
			✺Hydrotherapie
			✺Informationen vom Bewegungstherapeuten zur Weiterführung entgegennehmen und in der Weiterführung der Pflege bedürfnisorientiert umsetzen.
			✺Keine Anwendung von Wärme, Wärmflaschen und Heizkissen, da Kunde unter Sensibilitätsstörungen leidet und die Gefahr von Verbrennungen besteht
			✺KG. Physiotherapie (Arzt)
			✺Kompressionsverbän

			de
			✹Li. Arm wird mit Voltaren eingerieben
			✹Medikamentöse Analgesie nach Angaben des Arztes
			✹Mit Kunde in Zusammenarbeit mit der Krankengymnastin Geh- und Stehübungen durchführen
			✹Passive Übungen
			✹Physiotherapie ansetzen?
			✹Regelmäßige Krankengymnastik
			✹Ruhe und Tieflagerung der Extremität bei Schmerzen
			✹Schmerztherapie
			✹Spreizen der Finger beim Waschen und Eincremen, die Hand der Pflegekraft bildet mit der Hand von Kunde Gebetshaltung (Hände falten), Lockern des Handgelenks durch vorsichtige Auf und Ab Bewegungen, Beugen und Strecken des Armes, Arm vorsichtig nach außen rotieren, Schulter durch bewegen.
			✹Therapeutische Behandlung durch Physiotherapie
			✹Übungen im Sitzen
			✹Von Rheuma betroffene Gelenke sollen unbedingt trotz Schmerzhaftigkeit bewegt werden,
			✹Warmes Bewegungsbad zur Lösung einer Spastik

			durchführen
			❁Zusammenarbeit mit Krankengymnasten
Bewegung / Mobilität / Sonstiges			
!Kunde hat keine Motivation sich zu bewegen	✓Kunde erkennt Symptome und teilt diese mit	➚Kunde akzeptiert Übernahme durch PP	❁Abänderungen, Veränderungen werden bewertungsfrei im laufenden Pflegeverlaufsbericht dokumentiert.
!Kunde kann ein bis zwei Schritte machen dann fällt Kunde auf die Knie (Krankheitsbild) Verletzungsgefahr / Sturzgefahr	✓Kunde hat eine intakte Haut	➚Kunde fühlt sich sicher	❁Aktivierende Pflege, 1-mal tgl.
!Apathie, Verlust von Initiative,	✓Kunde ist schmerzfrei	➚Kunde fühlt sich wohl	❁Antikoagulantien n. ärztl. Nach ärztl. Anordnung
!Raumorientierung	✓Kunde kann sich mitteilen/äußern	➚Kunde ist motiviert, dass die Hilflosigkeit enden wird.	❁Befinden erfragen
	✓Kunde lässt sich durch eine Vertrauensperson positiv motivieren	➚Kunde ist zur Mitarbeit bereit	❁Beobachtung und Dokumentation abnormer Verhaltensweisen
	✓Kunde nimmt am sozialen Leben teil	➚Kunde nimmt Beschäftigungsangebot e an	❁Ehefrau instruieren.
	✓Angehörige sind einsichtig und arbeiten mit	➚Kunde sieht den Fortschritt	❁Für jeden Fortschritt wird Kunde gelobt
		➚Kunde trinkt tägl. zwischen 1500-2000 ml Flüssigkeit	❁Gewichtsreduktion
		➚An bleibende Behinderungen angepasst	❁Hilfe bei der Selbstfürsorge (Hilfe zur Selbsthilfe geben)
		➚Atraumatischer Verbandwechsel	❁Info an PP u. Angehörige, dass Apraxie keine allgemeine Hirnleistungsschwäch e (Demenz) ist u. der Zustand sich im Laufe der Zeit bessert
		➚Beschäftigt sich seinen Fähigkeiten entsprechend	❁Kommunikation mit Kunde über die momentane Situation, erklären das nicht

			alles mögl. ist, vorzeigen von Sturzrisiko, Kunde in Maßnahmen mit einbeziehen
		➚Erhalt der Sozialkontakte	✹Loben für Willen zur Eigenständigkeit.
		➚Feuchtes Wundmilieu mit Körpertemperatur	✹Obstipationsprophylaxe durchführen Beispiel: Kunde nimmt täglich (Angiolaxgranulat 2 Teelöffel abends); für ausgewogene und ballaststoffreiche Nahrung sorgen; Kunde trockene Pflaumen anbieten; auf regelmäßigen weichen Stuhlgang achten; bei Bedarf Bettpfanne anbieten; Kunde zur Toilette begleiten; ausreichende Flüssigkeitszufuhr, Kunde zur Bewegung anleiten
		➚Gelenk wird geschont	✹Reinigungsphase:
		➚Intakter Hautzustand	✹Selbstwertgefühl durch Individualhygiene steigern
		➚Lebensqualität ist erhalten	✹Situationsbedingte Gespräche über Unsicherheit, Angst anbieten
		➚Nekrosefreie Wunde, Rechtzeitiges erkennen einer Sepsis	✹Ursachen klären
		➚Ressourcen sind erhalten und gefördert	✹Weitere Ressourcen erkennen und damit arbeiten
		➚Selbstbestimmungsrecht und Lebensqualität ist erhalten	
		➚Selbstständigkeit ist erhalten	
		➚Selbsttätigkeit ist erhalten	
		➚Verbesserung der	

		Kooperation des Kunde	
		↗Vorhandene Ressourcen sind erhalten	
		↗Wohlbefinden verbessert	

Vitale Funktionen / Vitalzeichen / Atmung			
!Kunde atmet oberflächlich aufgrund von Bettlägerigkeit. Gefahr der Atelektase	✓Kunde äußert Beschwerden	↗Kunde atmet regelmäßig tief ein.	✹Kunde auffordern einzuatmen und anschließend die Luft auszupressen
!Kunde atmet sehr flach aufgrund der Akinese und des Rigors	✓Kunde kann gut selbstständig abhusten	↗Kunde bekommt ausreichend Sauerstoff.	✹Kunde kann ohne Beschwerden atmen.
!Kunde benötigt mehr Zeit, Einschränkung der Atemfunktion	✓Kunde kann Sekret abhusten, nimmt Hilfestellung an	↗Kunde empfindet Erleichterung beim Atmen und Abhusten	✹Kunde nicht alleine lassen
!Kunde hat Atemgeräusche	✓Kunde kennt Techniken um Abhusten u. wendet sie selbstständig an	↗Kunde hat ausreichende Atmung	✹Kunde zu Atemtraining mit Hilfsmitteln anleiten
!Kunde hat durch seine Lungenmetastasen bedingt einen produktiven klaren Reizhusten und ist auch Pneumoniegefährdet	✓Kunde macht tgl. Atemübungen	↗Kunde hat freie Atemwege	✹Kunde zum Abhusten anhalten
!Kunde hat Erstickungsangst	✓Kunde schläft mit erhöhtem Oberkörper	↗Kunde hat sekretfreie Atemwege	✹Kunde zum tiefen Ein- und Ausatmen während der Pflege auffordern
!Kunde hat O2 Mangel	✓Es liegen keine Atemwegserkrankung en vor.	↗Kunde ist ausreichend versorgt mit Frischluft	✹Abhusten erleichtern. Hautbeobachtung auf Zyanosezeichen. Sauerstoffgabe nach AA. Beengende Kleidung entfernen halbstündlich Kunde beobachten der Atmung (Tiefe, Frequenz, Geräusche) Beobachtung des Sekrets (Farbe, Menge Konsistenz, Beimengungen, => bei schaumigem

			Auswurf mit Blutbeimengungen muss sofort der Arzt informiert werden
!Kunde hat starke oberflächliche Atmung		➚Kunde kann frei durchatmen, schmerzfrei abhusten und die Sekretion ist gefördert	✹Allgemeinzustand beobachten und dokumentieren
!Kunde hat Tracheostoma		➚Kunde kann über seine Angst reden	✹Ärztliche Verordnungen durchführen (z. B. Sauerstoff-, Medikamentenverabreichung, Überwachung, Wadenwickel)
!Kunde hat ungenügender Atemvorgang und damit verbundene Angst		➚Kunde kennt und beherrscht besondere Atemtechniken	✹Atemfördernde Maßnahmen bei Atembeeinträchtigenden Erkrankungen
!Kunde ist hyperventiliert		➚Kunde ruft um Hilfe. Nutzt Notrufklingel bei Atemnot	✹Atemstimulierende Einreibungen
!Kunde ist stark verschleimt und kann nicht abhusten - Bewusstlosigkeit - Koma-Patient Pneumoniegefahr		➚Atemaktivität ist verbessert	✹Atemtraining mit Triflow
!Kunde kann Bronchialsekret schlecht abhusten		➚Atemprobleme sind mit dem Arzt abgeklärt Nimmt/ verlangt Sauerstoffgerät und kann damit umgehen	✹Atemübungen in Absprache mit dem Arzt u. KG
!Kunde kann schlecht abhusten		➚Ausr. Sauerstoffzufuhr	✹Atmung auf Geräusche beobachten
!Kunde leidet aufgrund der Atemnot unter Todesangst.		➚Auswurf ist vermieden	✹Auf Brodeln in der Lunge und Stauung in der Halsvene beobachten
!Kunde leidet unter einem Sauerstoffmangel		➚Der physiologische Lungenzustand bleibt erhalten.	✹Beatmung bestimmter Lungenanteile
!Kunde neigt bei Belastung zu Kurzatmigkeit durch Chronische Bronchitis		➚Die PK sowie die Ehefrau sind über die Pneumoniegefahr und die erhöhten Sputumproduktion informiert und wissen damit umzugehen.	✹Beobachtung der Atmung und den damit evtl. verbundenen Notfallsituationen (Siehe AEDL 11) adäquates reagieren und agieren durch PFK

!Kunde sitzt aufrecht im Bett, um durch die Atemhilfsmuskulatur die Atmung zu erleichtern		Erleichterung beim Atmen	Beruhigende Gespräche Hochlagerung des Oberkörpers/der Beine
!Asthmaanfälle treten häufig auf		Für freie Atemwege ist gesorgt	Einreibungen im Schulter-Brustbereich
!Atemnot bei leichter Belastung durch seine Diagnose "Herzinsuffizienz"		Konzentration auf Einatmung ist gegeben	Frische Luft, Luftbefeuchtung.
!Aufgrund der Kurzatmigkeit benötigt Kunde über 24 Std. Sauerstoffzufuhr		Normale Funktion des Flimmerepithels	Frischluftzufuhr durch häufiges Lüften des Zimmers.
!Bei Anstrengung hat Kunde erschwerte Atmung		Schmerzfreie Atmung während der Atemübungen	Giebelrohr
!Beschwerden bei Anstrengung, rasche Ermüdung, Empfindungen über unangenehme Verhältnisse werden ausgedrückt		Vorhandene Ängste werden genommen.	Hautfarbe, Schwitzen, Atemfrequenz beobachten; mind. 2-mal tgl. RR- und Pulskontrolle (evtl. 1 Min. durchzählen, bei absoluter Arrhythmie zusätzlich zentralen Puls auskultieren)
!Bronchiale Infekte, besonders im Herbst und Winter, mit eitrigem Auswurf			Hilfestellung beim Abhusten geben
!Dyspnoe			In schweren Fällen Beatmung (Arzt),
!Eingeschränkte Atmung aufgrund von COPD			Inhalieren Luftbefeuchtung
!Erstickungsgefahr durch Verstopfung der Kanüle/Tracheostoma			Lippenbremse, Sauerstoffgabe
!Flache Atmung u. / oder Bradypnoe bei eingeschränktem Lungenvolumen z. B. bei: Schmerz, Angst, Immobilität			Luftbefeuchtung in den Räumen
!Häufiger Reizhusten			Massage mit Vibrator, 3 mal tägl.
!Husten, Auswurf, in schweren Fällen kommt es zum nächtlich auftretenden Asthma cardiale oder zum Lungenödem			Morgens bei der Körperpflege den Rücken mit Aktiv-Gel einreiben.

! Lungenembolie			❁ nicht unter Zeitdruck und Stress setzen, ausreichend Zeit lassen
! Oberflächliche Atmung			❁ Regelm. Atemübungen 2-mal tgl.
! Pneumoniegefahr durch trockene Luft, Sekretansammlung die nicht abgehustet werden kann ,Erstickungsgefahr durch Verstopfung der Kanüle/Tracheostoma			❁ Ruhepausen einhalten
! Schmerzen, Atemnot und Angst infolge eines Angina-Pectoris-Anfalles			❁ Schleimlösende Medikamente nach Verordnung Auf Notwendigkeit der Medikamente hinweisen
! Wasseransammlung in der Lunge			❁ Spaziergang an frischer Luft
! Zyanose			❁ Staubfreie Umgebung
			❁ Überwachung der Atmung nach
			❁ Vermeidung von körperlicher Belastung bei der Durchführung von pflegerischen Leistungen
			❁ Zugluft vermeiden, Fenster und Tür nicht gleichzeitig geöffnet lassen
Vitale Funktionen / Vitalzeichen / Herz - Kreislauf			
! Kunde erhält Blutverdünnungsmedikament	✓ Kunde akzeptiert die wöchentliche RR, Puls und BZ Kontrollen	➚ Kunde akzeptiert die Notwendigkeit der Maßnahmen	❁ Kunde ist handlungsunfähig, Bewusstsein kann eingetrübt sein bis hin zur Bewusstlosigkeit, Notarzt verständigen
! Kunde hat aufgrund der Herzvergrößerung der Diuretika Herzrhythmusstörungen	✓ Kunde akzeptiert seine Einschränkungen	➚ Kunde hat keine Bewusstseinsstörungen. Kunde erkennt Krisensituationen	❁ Kunde über Krankheitsbild aufklären
! Kunde hat Bradykardie / Tachykardie	✓ Kunde kennt die Auswirkungen seiner	➚ Kunde hat stabilen Blutdruck, seinen	❁ 1-mal tgl. Blutdruckmessung

	Lebensweise auf seine Erkrankung (Angina pectoris)	Kreislaufverhältnissen entsprechend	
! Kunde hat Flüssigkeitsdefizit	✓ Kunde macht Quicktest selbst. Hat Gerät dafür. Kunde spricht mit Arzt über die Werte und stellt sie nach Rücksprache ein	➚ Kunde kennt Maßnahmen, die die Belastung des Herzens senken und wendet sie adäquat an	✹ 3x tgl. VZK, Puls muss eine min durchgezählt werden Beobachtung auf NW der Diuretikatherapie
! Kunde hat verminderte Herzleistung die sich in Schwindel und Benommenheit zeigt	✓ Kunde trinkt tägl. mindestens 1500 ml	➚ Kunde meldet sich rechtzeitig, wenn er Bewusstseinseintrübungen verspürt	✹ Auf Extrasystolen achten, bei > 5 in der Minute Arzt verständigen
! Kunde klagt zeitweise über Schwindel	✓ RR-Werte im Normbereich	➚ Blutdruckstabilisierung	✹ Ausreichend Getränke anbieten
! Kunde leidet bei Belastung unter einer deutlich erhöhten Pulsfrequenz		➚ Die Durchblutung der Organe und der Extremitäten ist gewährleistet.	✹ Bei Frequenzen unter 60 Min 1 Minute zählen, Dokumentieren, Rhythmusqualität beachten
! Kunde toleriert die stündliche RR und P Kontrolle nach Coro (Koronarangiographie) nicht		➚ Für optimale Durchblutung ist gesorgt	✹ Beobachtung auf NW der Diuretikatherapie
! Beim Aufstehen oder beim Gehen wird Kunde schnell schwarz vor Augen. Er droht zu stürzen.		➚ Hoher Blutdruck ist gesenkt	✹ Bewusstlosen Kunde niemals allein lassen
! Blutstauung vor dem rechten Herzen, durch das dort liegenbleibende Blutvolumen bei erhöhtem Venendruck:		➚ Leistungsfähigkeit ist erhalten	✹ Blutdruckmessung nach ärztlicher Anordnung
! Diagnose: Herzrhythmusstörungen		➚ Rechtzeitiges Erkennen von Herz / Kreislaufveränderungen durch gute Beobachtung ist gewährleistet	✹ Engmaschige Kontrolle und Dokumentation von Kreislauf und Körpertemperatur
! Die körperliche Leistungsfähigkeit von Kunde ist herabgesetzt		➚ RR Werte im Normbereich	✹ Gehübungen unter Anleitung der PK (evtl. Physiotherapie) regelm. durchführen
! Eingeschränkte Belastbarkeit durch art. Hypertonie		➚ Senkung des Blutdruckes	✹ Kaliumsubstitution durch Gemüse, Obst, Dörrobst
! Gefahr der Kreislaufreaktion (Schockzeichen)		➚ Vitalwerte sind im Normbereich	✹ Krankenbeobachtung Puls, Blutdruck, Atmung, Schweiß

! Herzkreislaufsystem ist überfordert			❁ Medikamente entweder 30 Minuten vor den Mahlzeiten oder 90 Minuten danach einnehmen lassen (sehr eiweißreiche und Vitamin-B-reiche Kost kann die Aufnahme der L-Dopa-Medikamente negativ beeinflussen.)
! Hypertonie			❁ Mobilisation in Absprache mit dem Arzt u. KG. (Puls nicht höher als 120/min., Atemfrequenz nicht höher als 24/Min.)
! Knöchel- u. Unterschenkelödeme, beim Bettlägerigen Sakralödeme ; erst nur abends, später Dauerzustand			❁ Pulsmessung
! Nervosität			❁ Regelmäßige Kontrolle der Kreislaufsituation , Veränderungen erkennen und Dokumentieren
! Rechtsherzinsuffizienz mit Cor pulmonale			❁ Regelmäßige Vitalzeichenkontrolle
! Tachykardie			❁ RR-Messung nach ärztlicher Verordnung Pulsmessung
! Verminderte Herzleistung zeigt sich in Schwindel, Ohrensausen, Kopfschmerz und Müdigkeit nach Aktivität			❁ Ständige Vitalwerteüberwachung, RR, Puls und Atmung
! Zunehmende Leistungsschwäche			❁ Übelkeit und Erbrechen können bei Herzinfarkt und schweren Angina-pectoris-Beschwerden Begleiterscheinungen sein.
			❁ Verabreichen von

			Flüssigkeiten durch geschultes Personal/angemessen reagieren bei evtl. Aspiration Vitalzeichenkontrolle in Krisensituationen
			❁Vitalwertkontrolle mit HA abklären
			❁Vitalzeichenüberwachung
Vitale Funktionen / Vitalzeichen / Körpertemperatur			
!Kunde deckt sich allein auf, kann sich nicht allein zudecken	✓Kunde hat Hitzeempfindungen	➚Kunde entscheidet klar und angepasst über Kleidung und Getränke	❁Kunde darf Zimmer nicht verlassen, Türen bleiben geschlossen, Gebrauchsgegenstände bleiben im Zimmer. Beim Husten, Niesen Mund und Nase mit einem Papiertaschentuch bedecken. Personal zieht immer einen Mund-Nasenschutz, Schutzkittel u Handschuhe an (Vorsicht beim Umgang mit Sputum, nicht anhusten lassen)
!Kunde friert leicht	✓Kunde kann Angaben machen über Temperaturempfinden	➚Kunde hat kein Fieber mehr	❁Kunde leicht zudecken
!Kunde hat Fieber (Hyperthermie) aufgrund von Pneumonie	✓Kunde kann sich noch allein anziehen	➚Kunde ist einsichtig, bedarfsgerechte Kleidung zu tragen	❁1-mal tgl. Temperaturmessung
!Kunde hat gestörtes Temperaturempfinden	✓Wärme- und Kälteempfinden ungestört	➚Kunde zieht vorbereitete Kleidung an	❁Angepasste Bekleidung Keine Zugluft
!Kunde hat Schüttelfrost als Vorstufe für einen Temperaturanstieg Gefahr von Kreislaufreaktionen		➚Erhöhte Körpertemperatur ist rechtzeitig erkannt	❁Bei Frieren (Fieberanstieg) zusätzlich warme Decken, Wärmflasche anbieten
!Kunde hat subfibrile Körpertemperatur bzw. mäßiges Fieber bedingt		➚Kreislaufverträgliches Senken der Temperatur	❁Bettwäsche auf Feuchtigkeit hin kontrollieren

durch.........			
!Kunde ist erkennbar kälteempfindlich und friert schnell benötigt Hilfe immer Hilfe zur Anpassung Kälte und Wärmeregulierung		!Warme Hände u. Füße	✹Engmaschige Kontrolle und Dokumentation der Körpertemperatur
!Kunde leidet unter einem Infekt mit hohem Fieber, dabei ist die Gefahr einer Stoffwechselentgleisung sehr hoch			✹Fiebersenkende Maßnahmen einleiten
!Kunde schwitzt häufig stark Gefahr von Flüssigkeitsverlust			✹Für Ruhe sorgen
!Kunde schwitzt und leidet unter Hitzegefühl			✹Häufiger Kleidungswechsel
!Hohe Temperaturempfindlichkeit			✹Kontrollieren, ob der Pflegebedürftige zugedeckt ist
!Nächtlich vermehrtes Schwitzen. Gefahr von Auskühlung bei unbekleidetem Schlafen und Weggleiten der Bettdecke.			✹Pflegebedürftigen zudecken
!Temperaturerhöhung.			✹Regelmäßige Körpertemperaturko ntrolle
			✹Schonende kühle Abwaschungen (Wassertemperatur 32 Grad)
			✹Sonnenschutz
			✹Temperaturmessun g BZ - Messung nach ärztlicher Verordnung
			✹Warme angepasste Kleidung
			✹Wärmeflasche anbieten (Warmes Wasser nur aus dem Wasserhahn)
			✹Wärmezufuhr von Außen (z.B. 2. Decke anbieten ; evtl. warme Getränke)
			✹Wetterbedingt kleiden, in Abstimmung auf

			das Wohlbefinden von Kunde
Vitale Funktionen / Vitalzeichen / Schmerzen			
!Kunde äußert Schmerzen und Angst aufgrund von Gewebeschädigung	✓Kunde ist selbst in der Lage, ihre tägl. Medikation einzunehmen	➚Kunde äußert, dass der Schmerz erträglich/behoben ist	✵Bei Schmerzen in der Lendenwirbelsäule Stufenlagerung
!Kunde hat Schmerzen in dem Brustbereich beim Husten	✓Kunde nimmt Medikation selbständig nach bereitstellen durch PK ein	➚Kunde erhält Medikamente nach ärztlicher Anordnung	✵Ggf. einleiten einer angemessenen Schmerztherapie durch den behandelnden Arzt
!Kunde klagt Schmerzen in den rechten Waden		➚Kunde ist informiert über Schmerztherapien	✵Medikamentöse Unterstützung nach Angabe des Arztes,
!Aufgrund der Vorerkrankung hat Kunde Schmerzen. Parkinson, Thrombosegefahr.		➚Kunde kann den Schmerz ausdrücken	✵Schmerzmedikation nach ärztlicher Verordnung
		➚Kunde sieht Notwendigkeit der Einnahme von Medikamenten ein	
		➚Erfährt Schmerzlinderung	
		➚Med. Gabe ist gewährleistet	
		➚Schmerzfreiheit oder Schmerzreduktion auf ein erträgliches Maß	
		➚Selbstständige Medikamenteneinnahme	
Vitale Funktionen / Vitalzeichen / Diabetes mellitus			
!Kunde akzeptiert die wöchentliche RR und BZ Kontrolle nicht	✓Kunde akzeptiert die wöchentliche RR und BZ Kontrolle	➚Kunde erreicht sein Idealgewicht zu einem gemeinsam vereinbarten Zeitpunkt	✵Kunde hat schwankende Blutzuckerwerte, die vor jeder Mahlzeit überprüft werden müssen. Kontakt mit Diabetologen herstellen.
!Kunde erleidet einen Schock durch Unterzuckerung	✓Kunde führt Diabetikertagebuch	➚Kunde ist über Kohlenhydrate, Zucker, Süßstoffe und Zuckeraustauschstoffe informiert	✵1 x monatliche BZ-Kontrolle nach ärztlicher Anordnung durch Pflegekraft
!Kunde hat Diabetes mellitus Typ 2	✓Kunde kennt Folgeerkrankungen	➚Kunde weiß um die Wichtigkeit der Diät und hält sie ein	✵Auf Ernährungszustand achten
!Kunde kann wöchentlich. BZ Kontrolle nicht selbstständig durchführen	✓Kunde nimmt orale Antidiabetika ein	➚Aussagekräftige vergleichbare Messwerte	✵Ausgewogene Ernährung: häufig kleine, eiweißreiche,

			fettarme Mahlzeiten, dazwischen Reis- und Obsttage
!Diabetes mellitus Typ 2		➚Gewichtsreduzierung	✺Blutzuckermessung nach ärztlicher Anordnung
		➚Kontrolliert tägl. die Füße	✺BZ- Messungen einmal im Monat, sowie bei Bedarf
		➚Optimale Diabeteseinstellung	✺Den täglichen Ernährungsplan möglichst einhalten
			✺Einnahme der Tagesmedikation wird von Kunde selbstständig durchgeführt
			✺Gewichtskontrollen durchführen
			✺Individuellen Ernährungsplan erstellen und kontrollieren: BE nach Anordnung, Verwechslungen ausschließen, wenn Kunde nicht alles aufisst, nachfragen; auf Einnahme der Zwischenmahlzeiten achten
			✺Insulininjektion: 2-mal tgl. s.c. lt. ärztlicher Anordnung.
			✺Nach Anordnung regelmäßiges Messen des BZ
			✺Reine Glukose also z.B. Traubenzucker in die Backentasche geben, Wirkung abwarten. (Es darf kein Würfelzucker bei einer Therapie mit Acarbose, z.B. Glucobay, verabreicht werden, dieser wird nicht vom Körper aufgenommen und

			ist damit unwirksam.)
			❁Traubenzucker oder ein Glas Saft geben und nach einer Viertelstunde BZ erneut messen. Im Zweifel behandelnden Arzt fragen.
Vitale Funktionen / Vitalzeichen / Mögliche Gefahren			
!Kunde hat ausgeprägte Beinvarizen Thrombosegefahr	✓Kunde macht vor dem Aufstehen Bettgymnastik	➚Kunde bekommt keine/wenige Angina-pectoris-Anfälle	❁Kunde Gespräche anbieten und Sicherheit vermitteln.
!Kunde ist erkennbar Pneumonie gefährdet auf Grund von Unkenntnis ausreichender Querbelüftung der Räumlichkeiten/ nicht ausreichend Flüssigkeitszufuhr Atmung selbständig		➚Kunde erkennt seine Belastungsgrenze	❁Kunde mit Schuhen versorgen, die an der Spitze statt einer Gummisohle mit Leder ausgestattet sind.
!Kunde ist untergewichtig, sie hat in BMI - Wert von 16		➚Kunde fordert Hilfe an. Kunde bekommt keine Sekundärerkrankungen. Kunde akzeptiert kreislaufförderndе Einreibungen	❁3-mal tgl. Mobilisation, bzw. Kunde auffordern
!Durch die Immobilität von Kunde entfällt die Wirkung der Muskelvenenpumpe. Das Risiko einer Thrombose steigt.		➚Kunde kennt Infektionszeichen und kann sie äußern.	❁Auslösende Faktoren eliminieren
!Es besteht die Gefahr eines Zweitinfarkts.		➚Die Einstichstelle bleibt Entzündungsfrei.	❁Bei Grippewellen Kunde empfehlen, sich von größeren Menschenansamml ungen fernzuhalten
!Gefahr eines Immobilitätssyndroms aufgrund von Bettlägerigkeit mit Gefahr von Dekubitus, Pneumonie, Kontraktur und Thrombose		➚Gewichtsabnahme ist vermieden	❁Beobachtung eventueller Veränderungen
!Sekretstau u. Widerstand in den Atemwegen, dadurch Gefahr des Infektes u. der Sauerstoffminderversorgun g		➚Komplikationen sind erkannt und verhindert	❁Bilanzierung der Flüssigkeitsmengen

		Pneumonie ist vermieden	Ein- / Ausfuhrbilanz
		Thrombenbildung ist verhindert	Frischluftzufuhr/Vermeidung von Zugluft Pneumonieprophylaxe mit individueller Anpassung
		Verschlechterung des allgemeinen Zustands ist vermieden.	Gute Hautpflege: …
			Krankenbeobachtung: VZ, Temperatur, AZ, Husten, Sputum, Appetit, Gewicht (zweimal Wöchentlich)
			Pneumonieprophylaxe
			Pneumonieprophylaxe: individuelle Mobilisation, Atemübungen, atemstimulierende Einreibungen, Lüften des Zimmers
			Sicherheit gewährleisten. Angst und Unruhe abbauen
			Tgl. Inspektion der Haut auf Dekubitus bei der Körperpflege.
			Verzicht auf Rauchen, Einschränkung von Alkohol
Vitale Funktionen / Vitalzeichen / Hilfsmittel			
!Kunde ist nicht in der Lage selbstständig die Beatmungseinheit und Sauerstoffeinheit zu Bedienen und zu Überwachen	✓Kunde akzeptiert Kompressionsstrümpfe	Kunde kennt Hilfsmittel und kann damit umgehen	Kunde zum Sinn und Zweck der benutzten Hilfsmittel aufklären
!Kunde kann Trachealkanülenüberwachung nicht selbstständig durchführen	✓Kunde äußert wenn sie ihr Asthmaspray benötigt		Kompressionsstrümpfe / - Strumpfhose laut ärztlicher Anordnung
!Kont. Abhängigkeit von Hilfsmittel (O2), Immobilität	✓Kunde kann mit Tracheostoma umgehen		Lagerungsdrainage
	✓Nutzt Sauerstoffgerät		Regelmäßige

	Akzeptiert Absauggerät		Wundverbände
			❁Trachealkanüle fixieren
Vitale Funktionen / Vitalzeichen / Sonstiges			
!Kunde befindet sich im Sterbeprozess	✓Kunde akzeptiert Einschränkungen	➚Kunde akzeptiert die Einschränkungen/ Krankheit/ Behinderung	❁Kunde wiederholte Mundspülungen durchführen lassen
!Kunde fährt 3 mal in der Woche zu Dialyse ins Diakonie KH.	✓Kunde äußert Wunsch, so schnell wie möglich wieder gesund zu werden	➚Kunde bleibt selbstständig	❁30 ° Kopftieflagerung, mehrmals
!Kunde hat fehlenden Antrieb zum Aufstehen	✓Kunde fordert Hilfe an	➚Kunde fühlt sich geborgen	❁Aromatherapie durchführen
!Kunde hat offene Stellen am Hautausschlag	✓Kunde ist bereit Sedativa einzunehmen	➚Kunde fühlt sich sicher und wohl	❁Ärztl. angeordnete KG
!Kunde ist bewusstlos, Ursache unbekannt	✓Kunde ist motiviert mitzuarbeiten	➚Kunde ist nicht überfordert	❁Bei Bigeminus den Arzt informieren
!Kunde ist nicht motiviert sich mit der Situation auseinander zu setzen.	✓Kunde kann Bedürfnisse äußern	➚Kunde kann teilweise Hilfe anfordern	❁Beobachten der Bewusstseinslage bei jedem Kontakt mit Kunde (Glasgow-Koma-Scale)
!Kunde kann Hilfe nicht mehr anfordern und Entscheidungen nicht mehr übernehmen	✓Kunde kann sich auf neue Situationen schnell einstellen	➚Abhängigkeit ist ausgeschlossen	❁Beruhigen
!Kunde kann nicht selbstst. Medikamente stellen und sichern	✓Kunde kann sich mündlich äußern.	➚Erhaltung eines funktionstüchtigen Magen-Darm-Traktes	❁Bewegungsübungen, Gehtraining
!Kunde klagt oft über Infektionen im Intimbereich	✓Kunde macht regelm Arztbesuche	➚Gegenseitiges Verstehen, Integration in Pflegealltag	❁Einbezug von Krankengymnasten, Ergotherapeuten und Logopäden
!Kunde lehnt Medikamente ab, versteckt sie	✓Kunde nimmt Medi selbstständig	➚Kooperation ist erhalten.	❁Erreichbarkeit der Medikamente durch Kunde sicherstellen
!Kunde leidet unter Vertigo	✓Guter AZ/EZ	➚Selbstständigkeit fördern/erhalten	❁Gelegentliche Unterstützung Komplette Unterstützung
!Kunde raucht		➚Verbesserung der Lebensqualität	❁Ggf. Krankenhauseinweisung
!Kunde verweigert Medikamente		➚Wiederherstellung	❁In der Zeit den Notarzt verständigen
!An der re Hüfte eine 5 Markstück große Rötung.		➚Wunde heilt ohne zusätzliche Infektion	❁Medikamentenverwaltung durch PP

!Chitis (nicht reversibel)			✹Notarzt verständigen
!Depressionen			✹Psych. Verfassung u. Selbstständigkeit erfassen,
!Körperreaktionen fehlen, verbal & nonverbal keine Reaktion wahrnehmbar			✹Regelmäßige Wundverbände mit Hilfe einer Wundberaterin
!Nasenbluten			✹Situationsbezogene Belastungen offen ansprechen
!p.P. Kunde geht es schlecht			✹Trinken, mindestens 1500 ml pro
!Unter den Strumpfrändern zirkulare mäßige Druckstellen			✹Unterstützung Einsatz von 2 Pflegekräften
			✹VW alle 2 Tage und nach Bedarf täglich.
			✹Wochendosett o. tägliches Bereitstellen der Medikamente, bzw. Reichen der Medikamente

Körperpflege / Art & Häufigkeit der Körperpflege			
!Kunde benötigt Anleitung und Hilfe bei der Körperpflege	✓Kunde akzeptiert die Übernahme	↑Kunde akzeptiert die Maßnahme	✹Kunde an die tägl. Morgentoilette erinnern und alles bereitstellen - B/A
!Kunde benötigt Hilfe bei der Körperpflege (Rücken, Arme, Brust, Beine, Po)	✓Kunde bemüht sich Gesicht und oberen Teil des Körpers selbständig zu waschen und abzutrocknen	↑Kunde akzeptiert Übernahme- führt Körperpflege ohne / mit / teilweiser Anweisung durch	✹Kunde bei der Grundpflege anleiten und motivieren
!Kunde benötigt Hilfe und Unterstützung bei der Grundpflege	✓Kunde führt die alltägliche Körperpflege mit Unterstützung des Ehemannes selbständig durch	↑Kunde bekommt ausreichend Zuwendung und Akzeptanz	✹Kunde bei Körperpflege unterstützen
!Kunde benötigt Hilfen bei der Körper- und Intimpflege (komplett Bettlägerig)	✓Kunde führt Mundpflege selbstständig durch.	↑Kunde fühlt sich bei der Lagerung sicher	✹Kunde durch Impulsgabe dazu bringen weiterhin eigenständig ihre Fähigkeiten zur Selbsthilfe einzusetzen.
!Kunde benötigt Unterstützung beim Baden	✓Kunde geht 1x in der Woche zum Friseur	↑Kunde fühlt sich wohl	✹Kunde erkennt mögliche Probleme

und bei der Haarwäsche			
!Kunde bevorzugt nur bestimmtes Pflegepersonal bei der Pflege	✓Kunde ist motiviert mehr Selbstständigkeit bei der Körperpflege zu erlangen	➚Kunde führt die Körperpflege selbständig durch	✹Kunde kommt nach der Grundpflege wieder ins Bett.
!Kunde braucht Hilfe bei der Teilwaschung	✓Kunde kann Arme, Beine und Kopf bewegen	➚Kunde führt Körperpflege selbständig durch	✹Kunde nicht auf die linke Seite drehen
!Kunde duscht sehr ungern.	✓Kunde kann die untere Zahnprothese selbständig putzen und einsetzen	➚Kunde führt unter Anleitung / selbst ... durch	✹Kunde signalisieren, dass er gut versorgt wird
!Kunde hat ein Selbstpflegedefizit bei Körperpflege auf Grund ___ (Schmerzen, Schwäche, Bewegungseinschränkungen, Lähmungen, Fixierungen)	✓Kunde kann Ihr Gesicht und Oberkörper selbstständig waschen	➚Kunde hat gepflegte Finger- und Fußnägel	✹Kunde vor Waschbecken setzen
!Kunde hat Körpergeruch	✓Kunde kann mit der linken Hand sich teilweise den OK waschen.	➚Kunde ist bei der Grundpflege gelockert	✹Kunde wird 1 x in der Woche von einer PK geduscht
!Kunde hat Nasensonde - Gefahr von Borkenbildung - Gefahr aufsteigender Infektionen - Gefahr von trockener Nasenschleimhaut - Gefahr von Druckstellen	✓Kunde kann nach Aufforderung und Hilfestellung Gesicht den Oberkörper (bis auf Rücken) selbstständig waschen	➚Kunde ist motiviert sich selbst zu pflegen	✹Kunde wird mit Hilfe der P.P. an die Bettkante gesetzt und in den Rollstuhl/ Toilettenstuhl mobilisiert.
!Kunde hat starke Schmerzen bei der Pflege	✓Kunde kann Prothese selbst einsetzen und heraus nehmen	➚Kunde ist unabhängig von Pflegekräften	✹1 * wöchentlich. Duschen
!Kunde ist aufgrund einer Halbseitenlähmung nicht in der Lage sich selbstständig zu waschen	✓Kunde kann selbständig durchführen	➚Kunde nimmt Hilfestellung an kann Teilleistungen nach Impulsgabe selbständig ausführen	✹1 x am Tag Ganzkörperwäsche im Bett wird von 2 PK übernommen
!Kunde ist bei der Grundpflege bedingt selbstständig aufgrund körperlicher Schwäche.	✓Kunde kann selbständig Intimpflege durchführen	➚Kunde pflegt sich so gut es geht selbst	✹1 x wö. auf Wunsch duschen, Haare waschen und Föhnen.
!Kunde ist deprimiert, da er seine Selbstversorgungsdefizite spürt	✓Kunde kann selbständig Ohren/ Nasen/ Augenpflege durchführen	➚Kunde sieht die Notwendigkeit der Hautpflege ein	✹1-2 mal pro Woche duschen (2PK nötig)
!Kunde ist in der Fähigkeit	✓Kunde kann sich	➚Kunde verwenden	✹1-mal wöchentlich

sich zu pflegen eingeschränkt, aufgrund der Apraxie, Amnesie, Aphasie	Gesicht/Hals/Hände je nach Tagesform selbst waschen	W/O Waschpräparaten	duschen/baden
!Kunde ist in der körperlichen Belastbarkeit eingeschränkt	✓Kunde kann sich selbständig rasieren	➚Kunde wäscht sich soweit wie möglich selbstständig	✺1x tägl. Ganzkörperwaschung durch PP/VÜ
!Kunde ist nicht in der Lage die Grundpflege selbständig durchzuführen, da sie ständig leichten Tremor in der re. Hand hat sowie auch an altersbedingten Kräftemangel leidet.	✓Kunde kann sich teilweise waschen	➚Ausreichende Körperhygiene	✺1x wöchentlich. Duschen Freitags durch PP
!Kunde ist nicht in der Lage sich ausreichend zu pflegen	✓Kunde kann sich unter Anleitung duschen	➚Beruhigung, Entspannung,	✺1x Höchtl. Haarwäsche und bei Bedarf
!Kunde ist Orientierungslos	✓Kunde kann unter Anleitung Mundpflege durchführen	➚Cremt sich mit/ohne Anleitung ein	✺2 mal pro Woche duschen (2PK nötig)
!Kunde kann aufgrund der Hemiplegie die Körperpflege nicht selbständig durchführen	✓Kunde kann unter Anleitung/ mit Hilfe Beine waschen	➚Feststellen, Erhalten und Fördern von eigenen Aktivitäten bei der Körperpflege	✺2x tägl. Haare kämmen durch PP/VÜ
!Kunde kann den Ablauf der Körperpflege nicht eigenständig koordinieren	✓Kunde kann unter Anleitung/ mit Hilfe Mundpflege/ Zahnpflege/ Prothesenpflege durchführen	➚Förderung von Selbständigkeit und Eigenaktivität	✺2x tägl. Zähne putzen mit Mundspülung
!Kunde kann die Intimpflege nicht alleine durchführen	✓Kunde kann unter Anleitung/ mit Hilfe rasieren	➚Gefühl für die gefühllose Seite ist entwickelt	✺3x die Woche Waschtraining, einplanen von zusätzlicher Pflegezeit
!Kunde kann die Mund- und Zahnprothesenpflege nicht selbstständig durchführen	✓Kunde lässt sich von der Notwendigkeit der Körperpflege überzeugen	➚Gepflegtes Äußeres	✺3x wöchentlich Duschen DI/Do/Sa
!Kunde kann die Nagelpflege und Fußpflege nicht mehr selbständig durch führen	✓Kunde möchte in pflegerische Maßnahmen einbezogen werden	➚Hilfebedarf beim Haare waschen ist gegeben	✺5x wtl. Hilfestellung bei der Körperpflege am Waschbecken.
!Kunde kann einzelne Handlungsabläufe (welche) nicht nachvollziehen	✓Kunde reinigt die Augen morgens u. abends selbstständig	➚Körperhygiene ist erhalten	✺Aktivierende Körperpflege insbesondere am Morgen
!Kunde kann Gesichtspflege nicht selbstständig durchführen	✓Kunde wäscht sich bei guter Tagesform u.a. Gesicht, Hände	➚Mundhygiene ist gewährleistet	✺Alle Pflegetätigkeiten von der gelähmten Seite aus durchführen

	und Oberkörper vorn sowie Intimbereich, stehend am Waschbecken Hat eigene Körperpflegemittel, übernimmt teilweise selbständig Mundpflege nach Anleitung und Impulsgabe bei verbesserten AZ. Lässt Hautkontrollen zu		
!Kunde kann Haarpflege, Hautpflege, Intimpflege nicht selbstständig durchführen	✓Kunde wäscht und pflegt sich ihr Gesicht selbstständig	↑PP und Ehefrau kennen geeignete Vorsorgemaßnahmen und wenden sie an	✹Angenehme Wassertemperatur
!Kunde kann Intimpflege nicht selbstständig durchführen	✓Intimpflege morgens und abends im Bett durchführen	↑Ressourcen sind beibehalten und gefördert	✹Anleiten ins Bad zu gehen
!Kunde kann Mund u. Zahnpflege nicht selbst ausführen.	✓Nagelpflege	↑Selbständigkeit unter dem Aspekt der Ganzheitlichkeit	✹Anleitung zur Ganzkörperwaschung
!Kunde kann Nasenpflege nicht selbstständig durchführen	✓Zahnprothese selbst	↑Übernimmt Mundpflege selbst	✹Anleitung zur Mundpflege 2-3x täglich
!Kunde kann nicht ohne Hilfe Ohren/Nasen/Augen pflegen		↑Verantwortung und Unabhängigkeit für die persönliche Pflege wird übernommen	✹Anleitung zur Teilwaschung
!Kunde kann Ohrenpflege nicht selbstständig durchführen		↑Zufriedenheit durch vom Kunde ausgewählte und bevorzugte Körperpflegeartikel	✹Auf richtige Temperatur des Wasch- und Badewassers achten
!Kunde kann seine Nase nicht selbst reinigen			✹Auf Wunsch werden die Beine von Kunde in der Duschwanne gewaschen oder bei schlechtem AZ im Bett.
!Kunde kann sich aufgrund der ausgeprägten Demenz nicht allein pflegen, Kunde ist nicht in der Lage Abläufe einzuhalten			✹Augenpflege bei Bedarf
!Kunde kann sich aufgrund körperlicher Schwäche nicht selbstständig waschen			✹Ausziehen von Nacht- und Unterhemd, rechts beginnend.

!Kunde kann sich die Haare nicht alleine waschen			☼Basale Stimulation in die Körperpflege integrieren
!Kunde kann sich infolge akuter Verwirrtheit nicht mehr selbstständig waschen			☼Bei Bedarf Nagelpflege durchführen- VÜ
!Kunde kann sich nicht die Haare waschen, Kämmen, Frisieren, Schneiden			☼Bei der Grundpflege sind 2 PK nötig
!Kunde kann sich nicht Mund / Zähne / Prothese pflegen			☼Bei IKM-Wechsel Intimpflege und eigene Körperlotion anwenden
!Kunde kann sich nicht ohne Hilfe Haare waschen			☼Bei unruhigen Kunde ggf. beruhigende Körperwaschung oder Beruhigungsbad
!Kunde kann sich nicht rasieren			☼Beim Waschen von Kunde möglichst immer mind. eine Körperhälfte bekleidet lassen.
!Kunde kann sich nicht selbstständig rasieren			☼Beine mit Latschenkieferlotion einreiben
!Kunde kann sich nur bei wenigen Schmerzen aufgrund ihrer Arthrose die Füße und den Intimbereich waschen.			☼Belebende Körperwaschung durchführen
!Kunde lehnt Duschen oder Baden grundsätzlich ab			☼Beobachtende Begleitung ohne direkte Intervention
!Kunde muss zur Zahnpflege teilweise aufgefordert werden			☼Beruhigunsganzkörperwäsche im Bett
!Kunde reagiert gereizt			☼Bestrahlungsgebiete beim Waschen aussparen
!Kunde sieht Notwendigkeit zur Pflege nicht ein			☼Biografisches Hintergrundwissen bei der Körperpflege wird beachtet
!Kunde will sich nicht regelmäßig waschen			☼Borken entfernen
!Angehörige sind erkennbar mit der Pflege überfordert, daher bedarf es hier der vollständigen Übernahme durch Pflegepersonal			☼CAVE: Von der Betroffenen Seite zur gesunden Seite.
!Bewusstlosigkeit			☼Danach lassen sich die Beine auseinander spreizen.

! Durch Desorientiertheit benötigt Kunde ständige Hilfe und Überwachung der Körperpflege, Handlungsabläufe müssen durch Pflegekraft erklärt und teilweise komplett übernommen werden			✹Den stärker betroffenen Arm in das Waschbecken legen
! Eigene Körperpflege ist nicht möglich			✹Die Hautpflege erfolgt vornehmlich durch W/O-Präparate.
! Formen von körperlicher Verwahrlosung treten auf			✹Die Pflegekraft sorgt durch eine breite Ablagefläche dafür, dass Kunde sich entspannt anlehnen kann
! Grundpflege kann nicht selbst. durchgeführt werden durch Bewegungseinschränkung			✹Durchführung der Großen Morgentoilette um 7 Uhr:
! Hemiplegie,			✹Duschen/Baden nach Bedarf und Wunsch
! Koordination der Pflege durch Kunde nicht mehr möglich			✹Eigene Pflegeartikel einsetzen (Ressource)
! Kreislaufschwäche, Antriebsschwäche,			✹Einmal im Monat Durchführung der Fußpflege durch geschultes Personal
! Pflege muss vom Pflegepersonal übernommen werden			✹Einreibung mit PH neutralen Hautlotionen
! Reduziertes Denkvermögen			✹Einsatz von Pflegeschaum
! Selbstversorgungsdefizit			✹Fachgerechtes Heben, Drehen und Bewegen je nach Zustand von Kunde
! Störung des Körperschemas,			✹Friseurbesuch ermöglichen
! Verminderter Speichelfluss,			✹Für atmungsaktive Wäsche sorgen
! Vollständige Übernahme der körperlichen Hygiene, durch Pflegekräfte. Diese schließt ein: Mund,- Haar,- Fuß, -Nagel,- Nabel,- Ohren,- und Intimpflege.			✹Fußbad im Bett durchführen
			✹Fußpflege durch Fußpflegerin
			✹Ganzkörperwäsche im Bett nach Standard KP02

			1-2x tgl.
			❁Ganzwaschung am Waschbecken
			❁Ganzwaschung im Bett
			❁Gemeinsam Lösungsvorschläge entwickeln
			❁Gesicht und Zahnpflege führt Kunde selbstst. durch mit Hilfestellung und Anleitung
			❁Gewohnheiten, Vorlieben, Wünsche, Rituale aber auch Gründe für Abwehr/mangelnde Bereitschaft zur Körperpflege ermitteln
			❁Ggf. medizinische Fußpflege organisieren
			❁Große Morgentoilette
			❁Gründliche Intimhygiene bei Kunde durchführen mit einem geeigneten Pflegemittel.
			❁Haare 2x täglich kämmen, morgens und nachmittags.
			❁Haare waschen durch Friseur
			❁Haarwäsche einschließlich Trocknen der Haare und Richten der Frisur
			❁Handtücher mit Schlaufen , Wasch- /Trockenhandschuh
			❁Häufige Waschung der Problemzonen
			❁Hautkontrolle Abweichungen vom normalen Hilfebedarf werden entsprechend bewertungsfrei dokumentiert
			❁Hautpflege der gefährdeten Bereiche mit W/O Lotion während der Körperpflege morgens und abends.
			❁Hautpflege mit W/O-

			Emulsion
			❁Hilfe bei der tgl. GKW
			❁Hilfe beim Rückenwaschen
			❁Hilfe und Unterstützung bei der Körperpflege
			❁Hilfestellung bei Zustandsbesserung reduzieren
			❁Hilfestellung o . vollständige Übernahme
			❁Impulsgabe und Anregung zur Selbständigkeit(Pflege)
			❁Individuell verträgliches Reinigungs- und Hautpflegemittel auswählen, dies übernimmt die Ehefrau.
			❁Individuellen Ablauf der Körperpflege mit dem Pat planen
			❁Intimbereich selber waschen lassen
			❁Intimpflege bei Bedarf
			❁Intimpflege nach jeden IKM-Wechsel
			❁Intimpflege und Teilbereiche aus gr. Morgentoilette (Siehe Gruppenleistung): Hilfestellung bei oder Übernahme der regelmäßigen Intimwäsche nach dem Wasserlassen (mit warmen Wasser ohne Seife oder anderen Zusätzen und bei Bedarf Hautschutzcreme verwenden)
			❁Kämmen
			❁Keine Seifen und Waschlotionen verwenden
			❁Kleine Abendtoilette durch Einsatz des Pflegedienstes
			❁Komplette Übernahme beim Duschen
			❁Komplette Übernahme

			der Intimpflege
			✹Komplette Übernahme durch PK beim Duschen u. Baden
			✹Körperpflege mit entsprechenden Salben
			✹Kühle Waschung ohne Seifenzusätze
			✹Mechanische und thermische Reize bei der Körperpflege vermeiden
			✹Mehrmals täglich Gesicht und Hände waschen
			✹Mit Hilfe des Wasserhahns den Wasserdurchfluss und die Temperatur regulieren
			✹Montag, Dienstag und Mittwoch Hilfe beim Duschen
			✹Mund und Zahnprothesenpflege tgl. durchführen (VÜ PK)
			✹Mundpflege in Seitenlage durchführen
			✹Mundpflege nach Pflegestandard Nr.: ________
			✹Mundspülungen, Auswischen/Befeuchten der Mundhöhle, etc.
			✹Nach jeder Körperpflege Kunde mit Lotion eincremen
			✹Nagelpflege übernimmt die Tochter und bei Bedarf durch PK
			✹Nasenpflege bei Bedarf
			✹Nicht heiß duschen
			✹Nur Seife verwenden wo es nötig ist sonst klares Wasser verwenden
			✹Ohren, Nasen, Augen
			✹Persönliche Gewohnheiten respektieren
			✹Pflegekräfte, zu denen Kunde vertrauen hat, bieten ihm Hilfe bei der Körperpflege an.

			✺PH-neutrale Waschsubstanz, W/Ö
			✺PK wäscht Arme und den Rücken
			✺Rasur ca. 3-mal pro Woche VÜ PK
			✺Regelm. Toilettengänge auf Wunsch von Kunde
			✺Regelmäßige Fußpflege durchführen
			✺Regelmäßige Haarpflege ermöglichen und durchführen
			✺Regelmäßige Lippenpflege mit Fettcreme
			✺Regelmäßige Nasenpflege durchführen
			✺Regelmäßiges Eincremen der Haut mit einer feuchtigkeitsspendenden Lotion
			✺Reinigung von außen nach innen Sterile, mit NaCl 0,9 getränkte Kompressen auf das geschlossene Auge legen, stündl. wechseln
			✺Rücken, Gesäß, Untere Extremitäten und Intimbereich wird durch Pk gewaschen 1x tägl. Morgens
			✺Ruhige Arbeitsweise bei der Körperpflege
			✺Schutzvorrichtungen beim Putzen auslegen Reinigung des Waschbeckens (Waschschüssel)
			✺Selbständigkeit fördern durch Anleitung der PK (teilweise Übernahme)
			✺Sonnenbestrahlung verhindern
			✺Spülungen, Pinselungen nach Anweisung des Arztes
			✺Tägl. morgens bei der Grundpflege

			Unterstützung/ Anleitung geben/ anbieten.
			✺Tägliche Körperpflege mit eigenen Pflegemitteln
			✺Teilkörperwäsche im Bett 1xtäglich zwischen 19.30h und 20.15h (Gesicht, Hände, Intimbereich)
			✺Teilwäsche Hände bis 8x täglich
			✺Teilwaschung am Waschbecken
			✺Teilweise Übernahme beim Baden
			✺Teilweise Übernahme der Haarpflege
			✺Teilweise Übernahme der Ohren-/Nasen- /Augen-/Gesichtspflege
			✺Tgl. Anleiten/Auffordern bei der Grundpflege, um Ressourcen auszuschöpfen
			✺Therapeutische Mundpflege
			✺Übernahme der Zahn- und Mundpflege
			✺UK-Pflege am Waschbecken
			✺Unterkörper wird im Bett komplett angezogen
			✺Unterwäsche anziehen
			✺Vibratorische Waschungen
			✺Vor das Waschbecken führen, auf dem WC-Stuhl hinsetzen
			✺VÜ der Pflege der Beine und Füße
			✺Waschen nach Bobath©
			✺Waschung am Waschbecken
			✺Wassertemperatur 10 Grad unter Körpertemperatur zur Anregung o. warm zu Beruhigung.
			✺Wenn Kunde die Fußnagelpflege selbständig durchführt:

			Zehennägel sollten grundsätzlich gerade geschnitten besser noch gefeilt werden. Die Zehennägelecken etwas abrunden. Hühneraugen und Hornhaut sollten mit einem Bimsstein entfernt werden.
			❁Wöchentliches Duschen
			❁Zahn und Mundhygiene mind. 2 x am Tag durch 1 PK
			❁Zur Ataxiehemmung sollte Kunde sehr körpernah arbeiten und den Körper als Ablagefläche benutzten
Körperpflege / Intaktheit der Haut und Schleimhaut			
!Kunde bekommt ein Intertrigo	✓Kunde benutzte früher gerne die Lotion von CD, kann sich gut bewegen und lässt Hilfe von PK zu	➚Kunde hat eine intakte, rosige Mundschleimhaut	❁1 x morgens die trockene Haut eincremen
!Kunde hat Dekubitus am Steiß	✓Kunde hat keinen Dekubitus	➚Kunde hat kein Soor	❁Analyse der Hautsituation
!Kunde hat rissige, trockene, warme, rosige Haut, sowie Hornhautschwielen und Druckstellen besonders an Stellen, die stark druckbelastet sind.	✓Kunde kann Hautpflegemittel selbstständig anwenden	➚Kunde hat keine Nagelbetterkrankungen	❁Anregung des Speichelflusses durch Auswischen der Mundhöhle
!Kunde hat teilweise trockene Hautregionen	✓Kunde weiß über geeignete Hautpflege Bescheid	➚Kunde hat keine weiteren Hautdefekte	❁Auch kleinste Risse und Verletzungen sofort desinfizieren und den behandelnden Arzt zur weiteren Beobachtung informieren, da hier schnell Entzündungen und Nekrosen drohen
!Kunde hat trockene Schuppige Beine und Füße	✓Hühneraugen	➚Bis zum 1.4. intakte geschmeidige Haut	❁Auswischen der Mundhöhle mit gut ausgedrückten Tupfern
!Kunde kratzt sich sehr oft am ganzen Körper		➚Einer Zahnfleischentzündung ist entgegengewirkt	❁Beobachtung der Haut und evtl. Intervention
!Kunde leidet unter einer beeinträchtigten Oberflächen- und		➚Feuchte, saubere Nasen-Schleimhäute	❁Der Säureschutzmantel der Haut wird durch geeignete

Tiefensensibilität und Parästhesien infolge der Nervenschädigungen. Es besteht die Gefahr von Verbrennungen und Infektionen			Wasserzusätze verstärkt.
!Kunde leidet unter fettiger Haut		↑Geschmeidige Haut ist wiederhergestellt. Fettproduktion ist reduziert.	✵Dieses vor allem, da sie die Hautbeobachtung behindern
!Kunde leidet unter Mundsoor		↑Haut juckt nicht und Kunde fühlt sich wohl	✵Erhalten körperlicher Gesundheit (z.B. Hautzustand: Vermeidung von Hautschäden)
!Kunde neigt zu Fußpilz		↑Intakte Haut erhalten Hautschädigungen vermeiden	✵Für intakte Haut sorgen
!Kunde neigt zu trockener Haut		↑Intakte Mundschleimhaut	✵Gute Hautpflege durchführen wegen des vermehrten Schwitzens
!Kunde uriniert sehr viel ist ständig nass -Gefahr von Infekten im Intimbereich		↑Intakte, geschlossene Hautoberfläche bis zum	✵Haut eincremen
!Allergische Dermatitis		↑Juckempfindungen sind verringert	✵Haut trocken tupfen
!Blasenbildung		↑Kratzen ist vermieden	✵Hautzustand beobachten
!Diagn. Ulcera Bulbus doudeni		↑Schutz von Austrocknung	✵Intakte Haut, Bew. eigene Körperlotion verwenden
!Durch die Kontrakturenfalten in den der Armbeugen, Kniebeugen und im Intimbereich, besteht die Gefahr des Intertrigos		↑Verhindern von Nekrosen	✵Intertrigoprophylaxe nach Leitlinien tgl.
!Endzündungsgefahr		↑Vermeidung von trockener Haut	✵Mehrmals tgl. auf Hautzustand achten
!Gefahr der Bildung von schmerzhaften Rhagaden und Aphten.		↑Zahnarztbesuch bis zum	✵Norm. Haut: Leichte W / Ö Emulsion (z. B. Eucerin F)
!Gefahr von Formveränderungen am Gaumen			✵Salben lt. Arztanordnung anwenden
!Gewebeschädigung am linken Schienbein durch …			✵Sorgfältige Beobachtung der Haut auf Veränderungen
!Hautallergien			✵Tägliche Inspektion der Füße auf Druckstellen, kleine Risse, Blasen, Hornhaut usw.

! Hautrisse			❁ Trocknen wie beim Waschen.
! Herpes.			❁ Wenn Kunde Inspektion selbständig durchführt, zeigen wie es sich mit einem Handspiegel erleichtert
! Intertrigorisiko			❁ Zehenzwischenräume sorgfältig kontrollieren
! Rötung			
! Stehende Hautfalten z. B. bei: Flüssigkeitsmangel			
! Wundreiben,			
Körperpflege / Hilfsmittel			
! Kunde benötigt Gehhilfe (Rollator)	✓ Kunde akzeptiert Hilfsmittel (Toilettenstuhl)	➚ Kunde kann seine obere Teilprothese wieder einsetzen	❁ Kunde beraten gezielte Hilfsmittel auszuwählen z.B. Kamm/Haarbürste mit verlängertem Stil,
! Kunde braucht einen Toilettenstuhl	✓ Kunde kann Zahnprothesen oben und unten selbständig nach Aufforderung ein setzen und herausnehmen	➚ Gut sitzende Prothese	❁ Kunde zum Waschbecken im Rollstuhl fahren.
! Kunde hat Zahnersatz	✓ Kunde setzt sich Zahnprothese selbst ein, nimmt sie heraus und führt Pflege selbständig durch	➚ Sicher haftende Zahnprothese ist gewährleistet	❁ 2xtgl Prothesenpflege nach KP14 unter Anleitung abends, morgens VÜ
! Kunde kann die Nutzung des vorhandenen Badelifters nicht allein übernehmen			❁ Auffordern Zähne selbst aus den Mund zu nehmen
! Fehlen von Toilettenartikeln			❁ Beratung zum Kauf von Pflegeartikel
! Prothese sitzt nicht mehr,			❁ Bereitstellen von verschiedenen Spiegeln
			❁ Gebiss so häufig wie möglich tragen
			❁ Ggf. Bereitstellen von Schminkutensilien
			❁ Hilfsmitteieinsatz Reinigung der Zahnprothese
			❁ Möglichkeit zur Selbstbetrachtung geben (Spiegel)
			❁ Mundhöhle Absaugen bei Bedarf mit

			Absauggerät nach ärztlicher Verordnung
			❁Prothese. möglichst Tag u. Nacht tragen lassen
			❁Rasierapparat in die Hand geben und anleiten bzw. auffordern sich zu rasieren
			❁Reinigung von Steckbecken
			❁Sitzmöglichkeit am Waschbecken benutzen lassen
			❁Verwendung von rauen Frotteewaschlappen und Frottiertüchern
			❁Wasser richten + Waschutensilien
			❁Zahnersatzpflege übernehmen nach Mahlzeiten/
Körperpflege / Sonstiges			
!Kunde hat Depressionen und ist nicht motiviert	✓Kunde äußert klare Wünsche	➚Kunde fordert wieder Hilfe an	❁Abweichungen vom normalen Hilfebedarf werden entsprechend bewertungsfrei dokumentiert evtl. Ergänzung des Versorgungsvertrages(K ostenübernahme?)
!Kunde hat Kontrakturen li. Bein und li. Arm	✓Kunde hat keinen Körpergeruch	➚Kunde hat keine Schmerzen im Mund	❁Bei schlechten Zahnstatus hinzuziehen eines Zahnarztes
!Kunde ist unruhig oder verwirrt	✓Kunde ist Unkompliziert u. sehr kooperativ, nimmt Hilfe und Tipps gern entgegen, will aber auch ihre Selbstständigkeit	➚Kunde ist informiert und mit den Maßnahmen einverstanden	❁Die Tür zum Bad offen stehen lassen. Das vermittelt Sicherheit, da jederzeit die Möglichkeit besteht zu gehen.
!Fehlende Motivation zur selbständigen Versorgung	✓Kunde kann sich mit Hilfe drehen	➚Angemessene Unterstützung	❁Für gepflegtes Aussehen sorgen
	✓Kunde kann Wünsche und Bedürfnisse äußern	➚Fachgerechtes Heben, Drehen und Bewegen je nach Zustand von Kunde	❁Ggf. Anpassung der Pflegestufe bei Mehrbedarf
	✓Kunde nimmt am sozialen Leben teil	➚Freie obere Nasenwege	❁Mit Hausarzt und Ergo-/Physiotherapeuten über Ursachen, Therapiemöglichkeiten, Hilfsmittel und deren

			Einsatz sprechen
	✓Kunde schwitzt nicht viel	➚Individuelles körperliches Wohlbefinden ist erreicht	❁Reinigung des gesamten Umfeldes
	✓Ursachen für Verwirrtheit sind bekannt	➚Krankhafte Veränderungen werden rechtzeitig bemerkt	❁Transfer in den Rollstuhl und ans Waschbecken schieben
		➚Sekundäre Erkrankungen sind vermieden	❁VW li. Unterschenkel lt. ärztlicher AO
		➚Teilweise Wiedererlangung der Selbstständigkeit	❁Zur Entspannung der Muskeln werden die Beine zusammen vorsichtig nach rechts und links hin und her geschaukelt.
		➚Verlorene Fähigkeiten sind wiedererlangt	
		➚Vorhanden Ressourcen sind unterstützen und verstärkt. Ehemann/Ehefrau/...... sind in Pflege einbezogen	
		➚Wohlbefinden ist gefördert	

Essen und Trinken / Ernährung / Ernährungszustand, Gewicht, Körpergröße, Erkrankungen			
!Kunde hat 10 kg Übergewicht	✓Kunde hat guten Ernährungszustand	➚Kunde hält aktuelles Gewicht	❁Kunde nach Absprache mit dem behandelnden Arzt mit hochkalorischer Kost versorgen.
!Kunde hat erhöhte Blutfettwerte, er muss sich cholesterinarm ernähren	✓Kunde ist normalgewichtig (BMI=___)	➚Kunde hat einen guten AZ	❁1 x monatl. Gewichtskontrolle
!Kunde ist adipös	✓Kunde nimmt an Gewicht zu	➚Kunde hat zugenommen	❁Auf ärztliche Anordnung (tägliche) Gewichtskontrolle
!Kunde ist stark übergewichtig		➚Kunde kennt die Risiken des Übergewichtes	❁Auf ausreichende Flüssigkeitszufuhr achten
!Kunde läuft stundenlang umher. Dadurch verbraucht er zu viele Kalorien und ist als Folge unterernährt.		➚Angepasstes Körpergewicht	❁Bei einem BMI von 18,5 und weniger Pflicht zur Errechnung und

			Dokumentation des Energiebedarfes
!Kunde nimmt (wegen vorhandener Erkrankung) ständig ab		Ausreichend Flüssigkeitszufuhr ist gewährleistet	Bilanzierungsbogen anlegen und führen.
!Bewohner hat keine ausgewogene Ernährung, vergisst regelmäßig Nahrung und Getränke zu sich zu nehmen.		BMI im ist Normbereich	Der BMI wird engmaschig überwacht.
!BMI unter.....		Die Haut von Kunde wird ausreichend mit Flüssigkeit versorgt	Energiebedarf auf 30-35 kcal pro Kilogramm Körpergewicht / Tag Proteinbedarf
!Die Bewegungseinschränkungen führen dazu, dass Kunde eigenständig keine Nahrung zu sich nehmen kann.		Für ausreichende Flüssigkeitsaufnahme ist gesorgt	Für einen guten Ernährungszustand sorgen (Stichwort: Kraftreserven)
!Erhöhter Kalorienverbrauch:		Gewicht ist im Normbereich	Körpergröße
!Gefahr der Bakterienbildung im Mundbereich		Gewünschte Kcal/d 2500	Optische Magerkeit: eingefallene Wangen, sich abzeichnende Rippen- und Beckenknochen
!Gewichtsverlust, Völlegefühl		Optimaler Ernährungszustand	Regelmäßige Gewichtskontrollen
!Hohes Risiko zur Aspirationspneumonie		Trinkmenge von 800ml/Tag ist eingehalten	Tägliche Inspektion von Mundschleimhaut und Zunge
!Leberschäden (Fettleber)			Wir erfassen soweit möglich Nahrungsunverträglichkeiten und Allergien.
!Mundschleimhauterkrankung			
!Orale Nahrungsaufnahme kaum möglich			
!Sehbehinderungen, Gesichtsfeldeinschränkungen z.B. bei Apoplex, andere kognitive Einschränkungen			
!Unverträglichkeit (Erbrechen / Diarrhö)			
Essen und Trinken / Ernährung / Essgewohnheiten und -verhalten			
!Kunde benötigt auf Grund seiner Krankheitsbilder (ärztliche Diagnosen) die	✓Kunde achtet auf ausreichende Flüssigkeitszufuhr	Kunde achtet auf ausgewogene Ernährung und auf ausreichend	Kunde ausreichend Zeit bei der Nahrungsaufnahme

Hilfe bei der Zubereitung von einzelnen Hauptmahlzeiten (Frühstück, Mittagessen, Vesper, und Abendbrot und Zwischenmahlzeiten.		Flüssigkeit	lassen
! Kunde benötigt Unterstützung beim Essen aufgrund häufigen Erbrechens	✓ Kunde äußert Trinkwünsche	Kunde hält sich an angegebene Trinkmenge	Kunde bekommt 3 Hauptmahlzeiten am Tag die mundgerecht zubereitet sind. Trinkmenge sollte bei 200-250 liegen
! Kunde benötigt zum Zubereiten ihrer Mahlzeit Hilfe, kann selbständig essen	✓ Kunde äußert Zufriedenheit hinsichtlich seiner Ernährung	Kunde hat eine ausgewogene Flüssigkeitsbilanz	Kunde immer zur selben Zeit am selben Platz essen lassen
! Kunde darf den Oberkörper nur bis max. 30° beugen	✓ Kunde erhält Wunschkost	Kunde isst ausreichend und trinkt ausreichend	Kunde nach der Nahrungsaufnahme noch weitere 30 Minuten aufrecht sitzen lassen.
! Kunde hat die Technik des Essens bzw. den Umgang mit Besteck vergessen als Folge der Apraxie	✓ Kunde hat keinen Brechreiz, trinkt ausreichend, hat keine Schmerzen	Kunde ist möglichst lange in der Lage, seine Nahrung eigenständig zu sich zu nehmen.	Kunde wird zum Essen angeleitet
! Kunde hat gestörtes Essverhalten durch Fehleinschätzung der Menge	✓ Kunde isst angebotene Mahlzeiten fast immer auf	Kunde kann selbstständig essen	Kunde zum Essen und Trinken motivieren durch Tischgemeinschaft mit anderen Bewohnern
! Kunde hat kein Sättigungsgefühl	✓ Kunde isst nicht gerne Reis u. Nudeln	Kunde lebt nach einem festen Tagesschema.	Kunde zur selbstständigen Nahrungs- und Flüssigkeitsaufnahm e aktivieren
! Kunde hat Schmerzen im Mund nach dem Essen	✓ Kunde isst und trinkt selbständig	Kunde trinkt min. 1,5 Liter/tägl. nach Aufforderung	4 x tägl. Essen bereitstellen
! Kunde leidet an Verarmungsideen	✓ Kunde ist motiviert, eine teilweise selbstständige Nahrungsaufnahme zu versuchen	Arteriosklerose ist vermieden	Abwechslungsreiche Getränke anbieten und bereitstellen
! Kunde isst mit den Händen, nutzt kein Esswerkzeug	✓ Kunde kann aus angereichtem Schnabelbecher trinken	Ausgewogene Ernährung.	Angenehme Präsentation der Mahlzeiten
! Kunde isst selbständig, benötigt mundgerechte Vorbereitung und Hilfe beim Einschenken	✓ Kunde kann die Mahlzeiten selbständig erwärmen.	Die Würde von Kunde wird auch dann gewahrt, wenn das Essen angereicht werden muss.	Anleitung zum Essen

!Kunde isst zu wenig: Gefahr der Gewichtsreduktion	✓Kunde kann kleinere Gerichte, Fertiggerichte selbständig zubereiten	Essensituation ist verbessert	Auf eine ausreichende Flüssigkeitszufuhr achten (Stichwort: niedriger Blutdruck gleich Schwindel)
!Kunde ist gern und viel Süßes	✓Kunde Kann mundgerechte zubereitete Nahrung selbstständig zu sich nehmen	Für eine geeignete und ausgewogene Ernährung ist gesorgt. Für regelmäßige Nahrungsaufnahme ist gesorgt. Gewichtsreduktion ist vermieden. Für ausreichende Flüssigkeitsaufnahme ist gesorgt. Intakte Mundschleimhaut / Zunge ist erhalten. Obstipation ist vermieden.	Aufgrund der länger benötigten Zeit für die Essensaufnahme Essen warm halten
!Kunde ist in der Selbstständigkeit beim Essen/Trinken mit normalem Besteck eingeschränkt	✓Kunde kann selbständig essen, wenn sie positive Bestärkung erhält	FZ: Kunde versteht Notwendigkeit der Nahrungsumstellung und hält diese auch nach dem Krankenhausaufenthalts ein	Ausreichend Getränke bereitstellen
!Kunde ist mit der Abhängigkeit unzufrieden	✓Kunde kann trinken	Nahrungseinnahme ist kontrolliert	Ballaststoffreiche Kost
!Kunde kann aufgrund seiner Bewegungseinschränkung seine Mahlzeiten nicht selbstständig zubereiten.	✓Kunde kann zum Essen an der Bettkante sitzen	Wird zum Essentisch begleitet Versteht das Er/Sie essen muss	Bei der Heimaufnahme und dann alle 3 Monate Erfassung des Mini Nutritional Assessment (MNA) oder anderes Assessmentinstrume nt
!Kunde kann Handlungsabläufe zur Selbständigkeit nicht mehr erkennen	✓Kunde liebt Nudeln		Beim Essen helfen bzw. Anleiten und Ressourcen bzw. Selbstständigkeit fördern
!Kunde kann Nahrung nicht oral aufnehmen da …	✓Kunde nimmt mindestens 1500 ml tgl. zu sich		Beobachtung und Befragung der Angehörigen, welche Speisen und Getränke der Bewohner bevorzugt
!Kunde kann nicht allein	✓Kunde schmiert sich		Das PP kontrolliert

trinken aufgrund seiner Erkrankung	die Stullen selbstständig		die Nahrungsaufnahme und Flüssigkeitsaufnahm e 1500 - 2000 ml.
! Kunde kann nicht selbstständig essen	✓ Kunde trinkt gern Bananen- oder Birnensaft		❁ Der Kalorienkonsum von Kunde wird eingegrenzt.
! Kunde kann nur kleingeschnittenes Fleisch zu sich nehmen	✓ Kunde übernimmt beim Essen und Trinken bestimmte Tätigkeiten selbst		❁ Die Ernährungsvorlieben von Kunde werden beim Einzug erfragt und dokumentiert.
! Kunde kann sich die Mahlzeiten nicht selbständig zubereiten	✓ Angehörige von Kunde erledigen notwendige Einkäufe (Lebensmittel u.a.)		❁ Drei übliche Hauptmahlzeiten ausreichend anbieten
! Kunde klagt über Aufstoßen	✓ Einkauf von Nachbarn		❁ Einnahme der Mahlzeiten mit den Mitbewohnern im Aufenthaltsraum
! Kunde klagt über Völlegefühl	✓ Kein Kaffee zum Frühstuck, nur Tee, schwarz o. grün		❁ Entspannung der Situation (z.B. durch Teilnahme eines Mitarbeiters am Essen)
! Kunde muss zum Trinken aufgefordert werden	✓ selbstständige Flüssigkeitsaufnahme		❁ Es stehen zudem stets Zwischenmahlzeiten für Kunde bereit, etwa Obst, Joghurt oder Quark.
! Kunde sieht die Notwendigkeit von Essen nicht ein			❁ Essen in angenehmer Atmosphäre
! Kunde vergisst das Trinken und Essen			❁ Essen und Getränke anreichen
! Abneigungen			❁ Essensaufnahme im Speisesaal ermöglichen
! Aufgrund seiner kognitiven Beeinträchtigungen ist die selbstständige und ausreichende Nahrungs- und Flüssigkeitsaufnahme von Kunde gestört			❁ Festhalten des Tellers durch die Pflegekraft
! Das Essen schmeckt Kunde nicht			❁ Flüssigkeitsbilanz erstellen
! Die Ernährungsvorlieben von Kunde sind nicht bekannt.			❁ Frische Zutaten verwenden
! Fehlhandlungen mit dem			❁ Führen eines

Nahrungsangebot z B. zusammenrühren, auf den Tisch verteilen			Trinkprotokolls bei jeder Mahlzeit Ggf. Nahrungsprotokoll
! Gestörtes Essverhalten durch Erkrankung ...			● Gefährdung für Folgeerkrankungen ermitteln
! Nahrung muss vorbereitet sein			● Genügend Flüssigkeit (2 - 3l) über den Tag verteilt anbieten
! Veränderung der Essgewohnheiten			● Getränke anbieten
! Wohlbefinden wird teilweise übers Essen definiert			● Getränke bereitstellen mehrmals tgl.
			● Getränke sichtbar hinstellen, so dass Kunde automatisch mehr trinkt
			● Ggf. Ernährung zusammen mit einem Ernährungsberater anpassen
			● Ggf. Tisch erhöhen, z.B. durch Ziegelsteine, so dass Kunde seine Ellenbogen beim Essen auf dem Tisch abstützen kann, der Intentionstremor verringert sich dadurch.
			● Händewaschen vor und nach dem Essen ermöglichen
			● Hilfe bei der Wahrnehmung durch drehen des Tellers
			● Hinweis auf die Temperatur des Essens
			● Immer Getränke in Reichweite von Kunde bereitstellen und zur Flüssigkeitsaufnahm e animieren
			● Impulsgabe zum Trinken, Lieblingsessen/Geträ

			nke anbieten, Speisewünsche aufnehmen weitere Ressourcen erkennen und mit diesen arbeiten
			✹Kalorienarme Nahrung
			✹Kleine Mahlzeiten
			✹Kontrolle der regelmäßigen Nahrungsaufnahme
			✹Maßnahmen nach ärztlicher Verordnung durchführen / über Verlauf informieren
			✹Mit Kunde Essenplan für jeweils kommende Woche entwerfen
			✹Möglichst keine Ablenkung durch eine Unterhaltung, Fernseher oder ähnliches
			✹Mundgerechte Zubereitung und Bereitstellung der Nahrung/Getränke.
			✹Mundpflege durchführen
			✹Nachmittags - Kaffee mit Milch dazu nur Brot klein geschnitten, kein Honig
			✹Nahrung muss mundgerecht portioniert werden.
			✹Natriumarme Kost auswählen
			✹Optimale Ausgangsposition zur Nahrungsaufnahme: 90 Grand; Oberkörperhoch.
			✹Regelmäßig trinken lassen (bei dementen Personen besteht die Gefahr auszutrocknen und

			dadurch ein Delir zu erleiden. Das wird wiederum häufig nicht erkannt und auf eine Verschlechterung der Demenz geschoben.)
			⚙Ruhiger Umgang, eindeutige Anleitung geben
			⚙Soviel Flüssigkeit wie möglich anbieten.
			⚙Speisen und Getränke so anbieten, dass sie von Kunde als seine Mahlzeiten erkannt werden, also z.B. bei einem ehemaligen Bauarbeiter die Butterstulle in eine Butterbrotdose legen und den Kaffee aus einer Thermoskanne eingießen usw.
			⚙Temperatur der Nahrung beachten
			⚙Trinkmenge anhand eines Einfuhrprotokolls kontrollieren
			⚙Ursachen erkennen und bekämpfen / beheben
			⚙Vitamin- und ballaststoffreiche Kost. Auf ärztl. Anordnung: Virostatikagabe und Analgetikagaben
			⚙Warten bis der Mund leer ist bis zum nächsten Bissen
			⚙Wenn etwas Zeit übrig ist, wird das Essenanreichen im Rollenspiel geübt.
			⚙Wir helfen Kunde bei der Entwicklung eines festen Tagesablaufes.

			❁Wir trainieren mit Kunde und animieren ihn, trotz vermeintlichem Sättigungsgefühl Nahrung zu sich zu nehmen.
			❁Wünsche und Bedürfnisse von Kunde wahrnehmen
			❁Zimmer vor dem Essen lüften
			❁Zuwendung und Geborgenheit geben
Essen und Trinken / Ernährung / Appetit und Durst			
!Kunde empfindet alles als übertrieben gesalzen	✓Kunde hat bewusstes Durstgefühl	❥Appetit ist angeregt	❁Kunde immer wieder zum trinken animieren
!Kunde hat aufgrund von Depression kein Appetit	✓Kunde hat normalen Appetit	❥Durst ist angeregt	❁Kunde über die Bedeutung von Flüssigkeit für Stoffwechsel, Blutkreislauf, Niere und ableitende Harnwege informieren
!Kunde hat ständig Hunger	✓Kunde kann sich bei Durst- oder Hungergefühl äußern		❁Ggf. kann es sinnvoll sein, Kunde einen Aperitif oder ein kleines Glas Wein anzubieten, um den Appetit anzuregen.
!Kunde ist nach deutlich zu wenig Nahrung bereits satt.	✓Bewusstes Hungergefühl		❁Lieblingsspeisen werden gegeben
!Kunde leidet unter Heißhungerattacken			
!Kunde trinkt nicht ausreichend < 700ml/Tag			
!Kunde verspürt keinen Durst			
!Dehydratation z. B. bei zu geringer Trinkmenge			
!Kein Mengengefühl			
Essen und Trinken / Ernährung / Diät			
!A.P. Kunde hat Diabetes mellitus Typ II	✓Kunde akzeptiert Reduktionskost	❥Kunde erhält eine bedarfsgerechte Ernährung	❁Kunde aufklären über den Zusammenhang zwischen Alkohol und dem Blutzuckerwert. (Der Alkohol hemmt die Glukoneogenese in der Leber.)
!Diät wird nicht eingehalten	✓Kunde hat	❥Blutzuckerschwankungen	❁Kunde muss

	Verständnis für Diabetes Diät, war Köchin	sind vermieden	Diabetikerdiät einhalten
			✹Kunde zur Einhaltung der Diätkost motivieren durch Aufklärung
			✹Alkohol und Süßigkeiten vermeiden
			✹Auf Schonkost achten (Diabetes m.)
			✹BZ alle zwei Stunden engmaschig kontrollieren,
			✹Diät in Küche bestellen
			✹Die Vorteile dieser Diäten sind deutlich geringer als die Risiken der Mangelernährung.
			✹Ggf. Kunde ein Diabetikertagebuch führen lassen
			✹Information über Austauschtabellen (Information wie viel Gramm Nahrungsmittel 1 BE entsprechen und gegen welches andere Nahrungsmittel es ausgetauscht werden kann)
			✹Regelmäßige Blutzuckerkontrolle nach ärztlicher Anordnung
Essen und Trinken / Ernährung / Sozialverhalten beim Essen			
!Kunde hat Angst bei Dunkelheit	✓Kunde isst mit anderen Bew gemeinsam	➚Beruhigung in der Essensituation ist erreicht	✹Betroffene trennen, evtl. kurzfristige räumliche Trennung andere Tischordnung, Spaziergang
!Bekommt Kunde nicht gleich ihr Essen äußert sie dies lautstark			
Essen und Trinken / Ernährung / Drogeneinwirkung			

!Mundtrockenheit aufgrund Medikamentennebenwirkungen	✓Kunde ist trockener Alkoholiker	⁋Kunde reduziert Alkoholgenuss	✹Aufklärungsgespräch über Zusammenhang von Alkohol und Gicht
Essen und Trinken / Ernährung / Schluck-, Essstörungen			
!Kunde hat ein verlangsamter Schluckreflex und kann nicht trinken	✓Kunde kann schon wieder festere Nahrung zu sich nehmen ohne sich zu verschlucken	⁋Aspiration ist vermieden	✹Kunde anleiten, die Speisen mit der Zunge aus der Wangentasche zu holen und zu schlucken
!Kunde hat Kaustörungen	✓Kunde verschluckt sich nicht	⁋Gefahr einer Aspiration ist rechtzeitig erkannt	✹Kunde sollte, wenn möglich, mit dem eigenen Finger in den Wangentaschen nach verbliebenen Nahrungsresten fühlen.
!Kunde hat Schluckstörungen - wird über Sonde ernährt		⁋NZ: Kunde ist in der Lage wieder zu schlucken	✹Auf Infektionszeichen (Warme , Schwellung , Rötung) achten und dokumentieren
!Kunde kann Flüssigkeit nicht oral aufnehmen, da...		⁋Sensibilität ist erhalten / wiedergewonnen	✹Beobachtung auf Verträglichkeit und Aspirationszeichen
!Kunde leidet unter Herzinsuffizienz. Nahrungs- und Flüssigkeitsaufnahme von Kunde ist gestört			✹Nach den Mahlzeiten die Mundhöhle auf verbliebene Speisereste kontrollieren, Aspirationsgefahr
!Kunde leidet unter Niereninsuffizienz. Nahrungs- und Flüssigkeitsaufnahme von Kunde ist gestört			✹Vermeiden von Aspiration durch eine aufrechte Haltung
!Kunde vermindertes Kauvermögen			
!Aufgrund des Hypotonus und Sensibilitätsstörungen von Wangen und Lippen fallen Speisen und Flüssigkeiten aus dem Mund			
!Kau- und Schluckstörungen			
!Unkoordiniertes Kauen u. Schlucken			
Essen und Trinken / Ernährung / Nahrungsverweigerung			
!Kunde lehnt Nahrungsaufnahme grundsätzlich ab	✓Kunde verweigert keine Nahrung	⁋Kunde verweigert keine Nahrung	✹Soweit die Motivation nachvollziehbar ist sucht das PP nach Wegen, die keine

			gesundheitliche Gefährdung für den Kunden mit sich bringen.
! Kunde verweigert die Flüssigkeitsaufnahme			
! Entleeren des Mundes durch ausspucken der Speisen und Getränke			

Essen und Trinken / Ernährung / Sondenkost

! Kunde wird parenteral ernährt durch	✓ Eine ausreichende Nahrungszufuhr ist 24h gewährleistet.	⚑ Einstichstelle bleibt entzündungsfrei / Sekundärinfektion ist vermieden / Durchgängigkeit der Sonde bleibt erhalten	✹ Kunde wird über PEG versorgt, Ernährungsplan nach ÄV
! Nasensonde		⚑ Ungehinderter, komplikationsloser Sondenkosteinlauf ist gewährleistet	✹ Bei Bedarf Flüssigkeiten und Sondenkost verabreichen lt. Ernährungsplan
! Kunde bekommt Sondenkost (Art und Menge)			✹ Ernährung über PEG laut aktuellem Plan
! Kunde braucht Schonkost			✹ In Absprache mit Kunde geeignete Sondennahrung auswählen
! Kunde kann überhaupt nicht essen, weil PEG Sonde			✹ Kost nicht schnell laufen lassen um einem weiteren Ileus vorzubeugen
! Infektion der PEG Eintrittsstelle			✹ Nahrungszufuhr über Ernährungssonde
! Sondenverstopfung			✹ Sondennahrung im Sitzen zuführen
			✹ Temperatur und Haltbarkeit der Sondennahrung kontrollieren (Raumtemperatur)

Essen und Trinken / Ernährung / Kostform

! Kunde braucht Schonkost	✓ Kunde nimmt passierte Kost an	⚑ Kunde akzeptiert pürierte Kost	✹ Bei Bedarf pürierte Kost anbieten wenn Kunde Essen in den Backentaschen sammelt
! Kunde hält sich nicht Diabetesdiät			✹ Passierte / zerkleinerte Nahrung bereitstellen
! Kunde kann nur passierte Kost zu sich nehmen			✹ Rund 55 Prozent Kohlenhydrate

!Kunde muss sich salzarm ernähren. Kunde leidet an Hypertonus			●Wenn kein Sättigungsgefühl mehr vorhanden ist, dann kalorienreduzierte Kost verabreichen
Essen und Trinken / Ernährung / Hilfsmittel			
!Kunde kann Besteck nicht benutzen	✓Kunde kann den Löffel zum Mund führen	✓Kunde hat gut sitzenden Zahnersatz	●Kunde anleiten mit einem Löffel zu essen ggf. mit den Händen essen lassen, wenn Kunde dadurch selbständig isst (bitte keine Gabel verwenden wegen der hohen Verletzungsgefahr)
!Kunde hat Bedarf an Ess- und Trinkhilfen	✓Kunde verwendet Hilfsmittel beim Essen und Trinken	✓Kunde benutzt Besteck	●Kunde mit entsprechenden Hilfsmitteln zur Nahrungsaufnahme versorgen, Besteck mit dicken Griffen, Becher mit Strohhalmen
!Hilfsmittel beim Trinken werden abgelehnt	✓Hilfsmittel werden beim Essen benutzt (Gabel, Löffel)		●Anleiten mit einem Löffel zu essen
			●Bedarf an Hilfsmitteln erfassen
			●Der korrekte Sitz von Zahnprothesen wird regelmäßig kontrolliert.
			●Fehlender oder schlecht sitzender Zahnersatz wird ersetzt
			●Hilfsmittel einsetzen
			●Kopfteil wahrend der Nahrungsverabreichung halbhoch stellen (30 - 40)
			●Regelm. Wechsel des PEG-Zuleitungssystems
			●Speziell für das Krankheitsbild von Kunde angefertigtes

			Essbesteck bereitstellen
Essen und Trinken / Ernährung / Sonstiges			
!Kunde leidet akut unter Durchfall und Erbrechen, aufgrund eines Magen-Darm-Infekts	✓Kunde fordert Hilfe an	Kunde akzeptiert Maßnahmen	Kunde auffordern regelmäßige Mundpflege durchzuführen
	✓Kunde ist teilweise voll orientiert und kann sich verständigen	Kunde erhält erforderliche Unterstützung und akzeptiert diese	Allgemeine Schwäche, ungewöhnliche Müdigkeit
	✓Auf Wunsch von Kunde wurde Kontakt zu einer Selbsthilfegruppe hergestellt	Kunde fühlt sich wohl	Angehörige über Wahnsymptome aufklären und in Maßnahmen einbeziehen
		Kunde hat Freude am Leben	Auf ausreichende Bewegung achten
		Darminfektion ist vermieden	Auffälligkeiten dokumentieren
		Erbrechen / Diarrhö ist vermieden	Einbindung in Selbsthilfegruppe initiieren
		Harnsäurekonzentration im Blut ist normalisiert	Evtl. Hilfestellung falls starke Schmerzen durch Osteoporose
		Komplikationen werden rechtzeitig erkannt und verhindert.	Ggf. einleiten von Ergotherapie und Krankengymnastik
		Ressourcen sind erhalten und gefördert	Häufigkeit, Art, Konsistenz und Menge des Erbrechens beobachten und dokumentieren
		Selbstständigkeit ist soweit wie möglich erhalten	Krankenbeobachtun g Hustenreiz, Atmung
		Veränderungen sind frühzeitig erkannt	Nach jeder Mahlzeit gründliche Zahn- und Mundpflege durchführen, Nahrung verbleibt länger im Mundraum und greift somit verstärkt die Zahnsubstanz an
		Weitere Ressourcen sind erkannt und in der Pflege eingesetzt.	Reduziertes Geruchs- und Geschmacksempfind

			en
			❁Regelmäßige Nasenpflege
			❁Tgl. Gesprächsführung
			❁Ursachen von Unverträglichkeit erkennen und beheben
			❁Prüfen ob ein Zahnarztbesuch notwendig ist.

Ausscheidung / Urininkontinenz			
!Kunde hat Belastungsinkontinenz	✓Kunde bemerkt den Harndrang, geht noch selbst, zur Toilette	➚Kunde äußert jederzeit Wunsch zur Hilfestellung bei Toilettengang	❁Beckenbodengymnastik soweit möglich nach Standard, 3-mal täglich10 Minuten durchzuführen
!Kunde hat Harninkontinenz	✓Kunde geht selbständig zur Toilette	➚Kunde hat einen physiologische Stuhl- / Harnentleerung	❁Kontinenz/Inkontinenz berücksichtigen (ggf. Hilfsmittel anbieten)
!Kunde leidet unter Inkontinenz durch subjektiv erlebten Mangel an Zuwendung	✓Kunde ist kontinent	➚Beherrschung der verschiedenen Techniken zur Blasenentleerung	
!Kunde ist harninkontinent	✓Kunde ist teilweise kontinent	➚Inkontinenz ist gemindert/ geheilt	
!Kunde ist Harninkontinent/Stuhlinkontinent, kann auf Grund von Körperlicher und geistlicher Einschränkungen die Ausscheidungsformen nicht mehr selbst erkennen.	✓Kunde kann Stuhl- und Urindrang zeitweise wahrnehmen	➚Ruhiger Nachtschlaf	
!Kunde ist teilw. Harninkontinent	✓Kunde nimmt volle Blase wahr		
!Kunde leidet an einer Harninkontinenz aufgrund der Neuropathie. Dabei besteht die Gefahr erhöhter Harnwegsinfekte	✓Kunde spürt den Harndrang und kann das Bedürfnis mitteilen		
!Kunde leidet unter einer Pyurie	✓Die Ursache für eine Harninkontinenz ist abgeklärt		
!Dranginkontinenz			
!Reflexinkontinenz			
!Urininkontinenz			

Ausscheidung / Stuhlinkontinenz			
!Kunde leidet unter Darminkontinenz	✓Kunde hat regelmäßig; 1 mal täglich Stuhlgang	↑Kunde hat eine physiologische Stuhlentleerung	✹Ballaststoffreiche Nahrung
!Kunde ist teilweise Urin,- und Stuhlinkontinent	✓Kunde meldet sich zum Toilettengang	↑Kunde hat normale Ausscheidungsform en und entwickelt Vertrauen zur pflegerischen Hilfe	
!Stuhlinkontinent	✓Kunde spürt wenige Minuten vorher, wenn er auf Toilette muss	↑Kunde hat weiterhin eine erkennbare regelhafte Ausscheidung und entwickelt keinerlei Sekundärerkrankun g gen (Obstipation)	
	✓Der Stuhlgang ist normal geformt	↑Kunde meldet sich regelmäßig wenn sie Harn und Stuhldrang spürt	
		↑Ausgewogene Ernährung	
		↑Die physiologische Darmentleerung ist gewährleistet.	
		↑Regelmäßige Darmentleerung ist angestrebt	
Ausscheidung / Ausscheidungen / Toilettengänge			
!Kunde schmiert mit Kot	✓Kunde kann alleine zur Toilette gehen.	↑Kunde akzeptiert Toilettentraining	✹Kunde muss in den folgenden ein bis zwei Tagen nicht mehr abführen.
!Kunde kann Toilette nicht selbst aufsuchen	✓Kunde kann selbstständig zur Toilette gehen	↑Kunde kann die Toilette rechtzeitig aufsuchen	✹Kunde zu jedem Toilettengang begleiten
!Kunde akzeptiert das Toilettentraining nicht	✓Kunde sucht Toilette selbstständig auf		✹Kunde zur Toilette begleiten
			✹Auf nonverbale Zeichen achten, die einen Drang zur Toilette zu gehen anzeigen
			✹Ausscheiden
			✹Begleitung ins Bad, Bereitlegen von neuem IKM, Bereitlegen der Kleidung, Entkleiden Ober,- und Unterkörper, Intimpflege
			✹Bei jedem Einsatz durch

			PK ...tägl. Toilettengang
			✹Beobachtung und Dokumentation der Häufigkeit der Miktion
			✹Blasentraining durchführen bei Restharnbildung
			✹Durchführung von regelmäßigen Toilettengängen, z.B. nach jeder Mahlzeit bzw. regelmäßiges Erinnern daran
			✹Für gut zu öffnende Kleidung sorgen, um so möglichst lange die Selbständigkeit zu erhalten
			✹Individuelles Toilettentraining
			✹Nach Bedarf Unterstützung beim Toilettengangs.
			✹Regelmäßige Toilettengänge
			✹Regelmäßiges Toilettentraining durchführen, dabei wird die Blase immer zu gleichen Zeiten entleert.
			✹Toilette zum besseren Finden kennzeichnen
			✹Toilettengänge einplanen und dabei unterstützen
			✹Toilettentraining nach Plan
			✹Toilettentür auffällig gestalten, z.B. mit einem großen Foto von einer Toilette
			✹Wegbeschreibung zur Toilette ist gewährleistet
Ausscheidung / Pflege des Intimbereichs			
!Kunde hat zwischen der Pofalte einen Hautdefekt, Wunde ist rot und die Haut teilweise offen	✓Kunde Reinigt Genitalbereich allein	➚Kunde erleidet keine Hautschäden	✹Kunde zur Körperpflege anleiten und motivieren
!Die Haut ist durch die Inkontinenz gereizt	✓Haut im Genital- und Analbereich ist intakt	➚Kunde fühlt sich wohl	✹Ausreichende Intimpflege
!Hautreizung im Intimbereich durch Stuhlinkontinenz		➚Für Wohlbefinden ist gesorgt	✹Das Gesäß, sowie der Intimbereich werden mit Hautschutzsalben bei der Intimpflege versorgt.
		➚Hautschäden sind	✹Gründliche Intimpflege

		vermieden	nach jedem Toilettengang und Wechseln der Formslip
		Körperhygiene ist aufrecht erhalten	Hilfestellung durch Pflegekräfte bei der Intimpflege nach Stuhlausscheidung
		Sauberkeit und Hygiene (Kunde fühlt sich wohl)	Intimpflege nach jedem Einnässen durchführen
			Intimsphäre bewahren
			Nach jeder Entleerung Intimpflege und Hautpflege durch 2 PK
			Regelmäßige Intimpflege
			Sorgfältige Hautpflege im Intimbereich durchführen
			Verabreichung von Salben, Kunde bei der Anwendung unterstützen
Ausscheidung / Katheter, Stoma			
Kunde besteht bedingt durch die Hickmankatheteranlage die Gefahr einer aufsteigenden Infektion	Kunde hat einen FK und trägt Inkontinenzhosen, diese akzeptiert er	Kunde ist über den Umgang mit dem Kathetersystem informiert und richtet sich danach	Kunde in der Versorgung des Stomas soweit wie möglich anleiten
Kunde hat Dauerkatheter (DK) Gefahr - aufsteigender Infektionen - erhöhter Körpertemperatur	Kunde kann Urinbeutel selbstständig ausleeren. Kunde kann Stomaanlage selbstständig versorgen	Akzeptanz des Anus praeter	2x wöchentlich VW (Mo und Fr) von einer examinierten P.P.
Kunde hat eine Stomaanlage	Führt Selbstkatheterismus durch	Entzündung der Einstichstelle ist vermieden	Auf Infektionszeichen (Wärme, Schwellung , Rötung) achten und dokumentieren
Kunde hat einen suprapubischen Blasenkatheter, Infektionsgefahr		Harninfektionsrisiko ist minimiert	Bei Blasenkatheterträgern regelmäßige Pflege und Verbandswechsel nach den jeweiligen gültigen Pflegestandards nach ärztlicher Verordnung
Kunde hat Stoma		Keimverschleppung ist vorgebeugt	Beutel und Grundplatte bei Bedarf wechseln
Kunde ignoriert den künstlichen Ausgang		Stomaversorgung ist sichergestellt	Die Ehefrau leert 2-mal tgl. den Katheterbeutel, bei Besonderheiten informiert die Ehefrau das P.P. und den HA.
Kunde unterstützt selbständig Miktion und/oder Defäkation		Verstopfung des DK ist vermieden	DK-Versorgung und Intimpflege nach Standard

durch Hilfsmittel wie z.B. Urinflasche /Steckbecken/ Toilettenstuhl, regelmäßige Förderung der Ausscheidung wie z.B. Massage /manuelle Harnlösung, Katheterhygiene, selbständige Anus-Praeter-Versorgung			
! Dauerkatheter			❁Evtl. 1x tgl. Betaisadonna als Antiseptikum nach ärztlicher Anordnung dünn auf die Einstichstelle geben.
! Infektionsgefahr der SPK Eintrittsstelle			❁Ggf. Versorgung mit einem suprapubischen Katheter
! Katheterwechsel			❁Intim- und Katheterpflege 2-mal tägl.
! Selbstversorgungsdefizit beim Ausscheiden aufgrund körperlich beeinträchtigter Mobilität und Blasenverweilkatheter			❁Katheteriesierung und -spülung auf ärztliche Anordnung
			❁Katheterpflege im Rahmen der Intimpflege
			❁Regelmäßige DK-Pflege mit reinem Wasser
			❁Stomapflege im Sitzen oder Stehen vor Spiegel
			❁Tägliche Inspektion der Haut (Veränderungen beachten und dokumentieren)
			❁Urinalbeutel wird 14tgl. gewechselt.
			❁Wechseln/Entleeren von Stomabeutel
Ausscheidung / Erkrankungen			
! Kunde benötigt Hilfe beim Toilettengang	✓ Kunde vermeidet unverträgliche Nahrungsmittel	➚ Kunde kann abführen	❁Kunde darauf aufmerksam machen, dass er beim Stuhlgang möglichst nicht pressen sollte, da die Gefahr einer Gefäßblutung im Auge besteht
! Kunde braucht zur Ausscheidung zeit-/teilweise personelle Hilfe(z.B. bei der Handhabung der Hilfsmittel, Anleitung zum Kontinenztraining, Aufforderung zum Toilettengang), Intimhygiene	✓ Kunde hat keine Harnwegsinfektion	➚ Obstipation ist verhindert	❁Kunde zusätzlich Vitamin C verabreichen, hat zur Folge, dass der Urin angesäuert wird und dadurch die Keimbildung in der Blase gehemmt wird

muss teilweise (z.B. nach Stuhlgang) übernommen werden			
! Kunde erbricht ohne Übelkeit		Physiologische Darmentleerung ohne zu pressen ist möglich. Weicher Stuhlgang ist angestrebt.	Alkohol, Nikotin, Kaffee meiden Lagerung, Kopfende des Bettes hochstellen, nie flach schlafen, Bücken vermeiden Säure hemmende Medi nach Angabe des Arztes Unterstützung bei der Nahrungsaufnahme
! Kunde geht nicht selbstständig zur Toilette		Schmerzfreiheit	Auf ballaststoffreiche Ernährung achten
! Kunde hat aufgrund von Demenz, Probleme die Toilette zu finden			Ballaststoff- und vitaminreiche Kost
! Kunde hat eine atonische Blase			Bei Bedarf auf ärztliche Anordnung Mikroklistier
! Kunde hat Gastritis			Blähungsmildernde Tees empfehlen bzw. anbieten
! Kunde hat scharf riechenden, dunklen Urin			Dekubitus,.- Prophylaxen, Spitzfußprophylaxe, Intertrigo,-Kontraktion,- und Pneumonieprophylaxe jeweils mit individueller Anpassung und nach Verfahrensanweisung der Einrichtungsleitung
! Kunde hat stark riechenden Urin			Die Einfuhr wird ggf. protokolliert.
! Kunde hat Zystitis			Einläufe nach ärztlicher Anweisung
! Kunde ist aufgrund seiner Diagnose nicht in der Lage ohne Hilfe die Toilette zu erreichen			Fettarme, kohlenhydratreiche, häufige kleine Mahlzeiten
! Kunde kann aufgrund seines reduzierten Allgemeinzustandes nicht selbstständig die Toilette benutzen			Für ausreichende Bewegung sorgen (Allgemeinzustand beachten)
! Kunde kann nicht alleine auf Toilette, da er nicht aufstehen kann. Ist zusätzlich teilweise Harn- und Stuhlinkontinent			Gabe von Laxantien nach ärztlicher Verordnung
! Kunde kann nicht selbständig die Toilette aufsuchen			Gewicht wöchentlich kontrollieren
! Kunde klagt oft über Durchfälle			Ggf. kann die Stuhlentleerung mit einem

			Klistier oder der Eingabe von Laxanzien angeregt werden.
! Kunde lehnt Hilfestellung von PP bei Toilettengänge oft am Tage ab			✹Hämorrhoiden bzgl. Blutungen, Ausbildungen von Nekrosen und Ulzerationen beobachten
! Kunde leidet an Hämorriden			✹Hohe Flüssigkeitszufuhr
! Kunde leidet unter chronischer Obstipation			✹Information über Notwendigkeit ausreichender Trinkmenge trotz Nykturie
! Kunde leidet unter Harnverhalt			✹Kalorienzufuhr in Abspr. mit dem Arzt festlegen
! Kunde leidet unter ständiger Diarrhoe			✹Kolonmassagen
! Kunde meldet sich für Stuhlausscheidung mehrmals tgl. ohne dass jedes Mal Stuhl ausgeschieden wird, häufig Schmierinfektion			✹Lokale Wärmeanwendung
! Kunde muss nachts häufig Urin lassen			✹Mit breiiger Kost beginnen, nichts schleimendes, o. Fäden u. Stückchen
! Kunde neigt zu Diarrhoe			✹Nach Absprache mit dem Arzt 3 mal täglich ein Messlöffel Mucofalk Pur ins Getränk mischen
! Kunde neigt zu Obstipation			✹Nahrungsaufnahme in kleinen Mengen auf fünf Mahlzeiten verteilt, immer im Sitzen, nach dem Essen nicht hinlegen
! Kunde neigt zum Erbrechen			✹Oberkörper hoch lagern
! Kunde nimmt unkontrolliert Abführmittel			✹Obstipationsprophylaxe nach Leitlinien durchführen
! Kunde vergisst zur Toilette zu gehen aufgrund der Amnesie			✹Pathologische Veränderungen erkennen und abklären
! Akute Pyelonephritis = Entzündung des Nierenbeckens und des Nierenparenchyms			✹Regelmäßige Eingabe von Lactulose nach ärztl. AO durch PP/VÜ
! Akutes Linksherzversagen mit Lungenödem in 50% der Fälle Niereninsuffizienz			✹Regelmäßige Gewichtskontrolle zur Kontrolle von Wassereinlagerungen 2-mal pro Woche
! Augrund vorhandener Bewegungseinschränkungen muss der Transfer mit dem			✹Restharnbildung vermeiden, beklopfen (Triggern) der Blase

Hebelifter aus dem Bett/Rollstuhl durchgeführt werden um Stuhlausscheidungen auf dem Toilettenstuhl zu verrichten.			(Vorsicht: Beim Triggern kann es ggf. zu einem pathologischen Blasendruck kommen, nur nach Absprache mit dem Arzt.)
! Belegte Zunge, übler Mundgeruch, Brechreiz, Erbrechen			✺ Schmerzmedikation nach Angabe des Arztes
! Chronischen Gastritis			✺ Stündlich trinken eingießen und Becher bereitstellen
! Darmentleerungsstörungen (Inkontinenz, Obstipation, Diarrhö, Tenesmus, Meteorismus) aufgrund Nahrungsmittelallergien / -unverträglichkeiten			✺ Urin- und Stuhlbeobachtung auf Blut durch die Lysetherapie
! Darminfektion			✺ Vitamin,- und Ballaststoffreiche Nahrung anbieten
! Die Zuordnung einzelner Handlungsabläufe kann Kunde aufgrund von Koordinationsstörungen (Demenz) nicht nachvollziehen, benötigt hohen Zeitaufwand um evtl. Überforderungen zu vermeiden			✺ Wärmeanwendungen durchführen
! Durchtritt des Magens in den Thoraxraum durch die für die Speiseröhre bestimmte Öffnung des Zwerchfells. Voraussetzung für das Entstehen einer Hernie ist die Ausweitung des Hiatus oesophageus durch nachlassenden Muskeltonus und verminderte Elastizität des Bindegewebes.			✺ Wenn Kunde Nahrung zugeführt wird, kann dieses den Defäkationsreiz auslösen.
! Entzündung der Magenschleimhaut akut oder chronisch			✺ Wir prüfen, inwieweit die Ernährung umgestellt werden muss, um die Symptomatik zu verbessern.
! Es ist ständige Hilfe bei der Miktion oder Defäkation erforderlich			
! Gastritis			
! Gestörte Nierenfunktion mit Oligurie, Nykturie, Albuminurie			
! Hilfestellung durch PP beim			

IKM- Wechsel.			
!Konzentrierter Urin			
!Mehrmals am Tag kleine Mengen Stuhlabgang ohne Wahrnehmung von Kunde			
!Miktionsstörungen (Inkontinenz, Harnretention, Dysurie, Pollakisurie, Strangurie, Nykturie) aufgrund Blasentumor			
!Miktionsstörungen (Inkontinenz, Harnretention, Dysurie, Pollakisurie, Strangurie, Nykturie) aufgrund Niereninsuffizienz			
!Motorische Störungen der oberen Extremitäten, z. B.. bei MS, Parkinson, Apoplex			
!Periodisch auftretende oder dauernd bestehende Symptome:			
!Schmerzhafte Stuhlentleerung			
!Selbstversorgungsdefizit beim Ausscheiden aufgrund eingeschränkter Sehfähigkeit			
!Stark riechender Urin			
!Unausgewogene Ernährung			
!Vermehrte Darmgeräusche			
Ausscheidung / Hilfsmittel			
!Kunde akzeptiert nur kleine Vorlage	✓Kunde akzeptiert die Hilfsmittel	Kunde akzeptiert Einlagen	Kunde informieren und beraten über Nutzung einer Toilettenerhöhung
!Kunde benötigt IKM	✓Kunde akzeptiert Hilfsmittel/IKM	Kunde ist informiert und akzeptiert das Inkontinenzmaterial	Kunde zur Benutzung des Steckbeckens bzw. der Urinflasche anleiten
!Kunde benötigt tagsüber Einlagen/ zur Nacht Windelhosen	✓Kunde akzeptiert Inkontinenzmateri al	Mit Hilfe von Inkontinenzmitteln wenig Kontakt mit der noch gesunden Haut	3x täglich Intimpflege und Wechsel der Windelhosen
!Kunde braucht Ausscheidungshilfsmittel	✓Kunde benutzt selbstständig für die Nacht eine Urinflasche.		Anleitung zum Umgang mit Inkontinenzhilfsmittel
!Kunde führt regelmäßig Einläufe durch	✓Kunde hat aufgrund der Harninkontinenz einen Dauerkatheter - kann den Urinbeutel		Bei Bedarf Wechsel des zusätzlichen IKM

	selbstständig entleeren		
!Kunde kann Toilette/Toilettenstuhl nicht selbstständig aufsuchen	✓Kunde kann mit Hilfe des Pflegepersonals Toilettenstuhl benutzen		✺Bettschutz einlegen
!Kunde trägt Vorlagen	✓Kunde nutzt Pants in der Nacht		✺Ehefrau entleert die Urinflasche von der Nacht
	✓Angehörige helfen bei IKM-Wechsel durch PK mit		✺Für passende Hilfsmittel sorgen, zum Gebrauch anleiten und motivieren
			✺Hilfe beim Wechseln der Inkontinenzhilfsmittel
			✺Hilfsmittelangebote (z.B. Toilettensitzerhöhung)
			✺IKM-Wechsel bei Bedarf, mindestens jedoch 3-mal tgl. durchführen
			✺Individuelle Inkontinenzversorgung anwenden
			✺Inkontinenzversorgung mit Tena comfort plus Tag und Nacht. (Fassungsvermögen: 300 ml)
			✺Mithilfe bei oder Übernahme der Versorgung mit individuellem dem Schweregrad angepasstem Inkontinenzmaterial nach Plan. Dabei ist darauf zu achten, dass das Material eng anliegt, da es sonst zu einer Kammerbildung mit der Gefahr eines Soors (idealer Nährboden für Keime) und Zystitis (durch den Kälteeffekt) kommen kann.
			✺Nächtliche Versorgung mit geschlossenen Inkontinenzmaterial bis 2x in der Nacht
			✺Regelmäßiger Vorlagekontrolle und Wechsel bei Bedarf
			✺Steckbecken entleeren, reinigen und desinfizieren

			❁Toiletteneimer entleeren, reinigen und desinfizieren
			❁Urinflasche
			❁Versorgung mit adäquatem Inkontinenzmaterial
			❁Wir prüfen den Einsatz eines Analtampons.
Ausscheidung / Sonstiges			
!Kunde hat verändertes Verhalten	✓Kunde achtet selbst auf regelmäßigen Stuhlgang	➚Kunde äußert Wohlbefinden	❁Kunde ermuntern, weiterhin die Toilettengänge selbstständig durchzuführen
!Pankreasverkalkungen	✓Kunde akzeptiert Hilfestellung in Nacht	➚Kunde erhält seine Selbstsicherheit	❁Kunde morgens vor dem Frühstück ein lauwarmes Glas Leitungswasser trinken lassen
	✓Kunde akzeptiert meist Hilfestellung durch PP	➚Kunde hat normalen Körpergeruch	❁Kunde über Maßnahmen informieren
	✓Kunde akzeptiert Prophylaxen	➚Kunde ist mit Flüssigkeit und allen notwendigen Nährstoffen versorgt	❁Kunde zur Bewegung motivieren
	✓Kunde empfindet kaum Einschränkung der Lebensqualität	➚Kunde ist sozial nicht isoliert	❁Ärztliche Anordnungen durch Pflegefachkräfte durchführen
	✓Kunde hat eine positive Lebensauffassung	➚Kunde kann seinem Bedürfnis nachkommen.	❁Aufklärungsmaterial zur Verfügung stellen
	✓Kunde ist psychisch stabil	➚Akzeptanz von Hilfestellung bei Toilettengängen am Tage	❁Beobachtung der Ausscheidung sowie Dokumentation bei abweichender Veränderung.
	✓Kunde kann kommunizieren	➚Gabe von Laxantien sind minimiert	❁Das Trinken bei älteren Menschen „ritualisieren" Nährstoffverteilung:
	✓Kunde kann sich mitteilen, ist orientiert	➚Normales Dasein ohne Komplikationen	❁Eigenschaften des Urins beobachten und dokumentieren
	✓Kunde nimmt am sozialen Leben teil	➚Selbstständiges kontrollieren der Trinkmenge	❁Erfassen des Grades der Selbstständigkeit - Ermitteln des Hilfsbedarfs
	✓Kunde trinkt keinen Kaffee / schwarzen Tee o Alkohol	➚Steigerung der körperl. Aktivität bis zum.....	❁Gesprächsbereitschaft signalisieren
			❁Hilfe zur Selbsthilfe bei

			den AEDL.
			❁KB (Urin: Menge, Konsistenz, Geruch, Beimengungen)
			❁Nach 45 Minuten ist der Darm vollständig entleert.
			❁Regelmäßiger Wäschewechsel
			❁Selbstfürsorgedefizit ermitteln
			❁Soziale Kontakte unterstützen
			❁Über behindertengerechte oder leicht zu öffnende Kleidung sprechen
			❁Unterstützung bei der Ausscheidung
			❁Wäschewechsel bei Bedarf

An- und Auskleiden / Pflegezustand und Art der Kleidung			
!Kunde erkennt schmutzige Kleidung nicht	✓Kunde achtet auf sein Aussehen	➚Kunde hat eigene Kleidung	❁Kunde bei der Auswahl geeigneter Kleidung beraten
!Kunde kann aufgrund seiner kognitiven Hirnleistungsstörungen die Notwendigkeit des Bekleidungswechsel nicht immer erkennen	✓Kunde hilft bei der Kleidungsauswahl mit	➚Kunde hat saubere Kleidung	❁Kunde trägt überwiegend Nachtwäsche und T-Shirts
!Kunde kann Kleidung nicht selbstständig auswählen	✓Kunde versorgt die persönliche Wäsche selbstständig	➚Kunde ist entsprechend der Jahres- und Tageszeit gekleidet	❁Auf angemessenes Schuhwerk achten
!Kunde sieht nicht wenn Kleidung verschmutzt ist		➚Kunde ist Jahreszeiten gemäß gut gekleidet	❁Auf gut sitzende Schuhe achten
!Kunde zeigt kein Interesse an der Kleidung		➚Kunde ist nachts mit entsprechender Nachtbekleidung gekleidet	❁Auf leicht zu öffnende Kleidung achten
!Bekleidung passt nicht, ist unvollständig, unzureichend oder wahllos verwendet		➚Kunde trägt bedarfsgerechte Bekleidung	❁Auf Vollständigkeit der Bekleidung achten
!Falsche Reinigung		➚Bekleidung ist vollständig. Kunde fordert Hilfe zur Selbsthilfe an	❁Bei Kleidungswahl unterstützen

! Kleidung entspricht nicht den Erfordernissen, z. B. Temperatur, Klima, Wetter		➚ Schmerzfreies Tragen von Schuhen ist ermöglicht	✺ Beobachtung von Kunde in Bezug auf die Kleiderwahl.
! Notwendigkeit des Wäschewechsels wird nicht eingesehen			✺ Das PP sucht die passende Kleidung der Jahreszeit angepasst aus und übernimmt das An- und Auskleiden vollständig
! Selbständig Wahl der Kleidung nicht möglich, weil gestörtes Kälte- und Wärmeempfinden			✺ Frühere Kleidungsgewohnheiten und Vorlieben ermitteln
! Zerstören von Kleidung Persönliche Muster			✺ Hausschuhe mit Fersenschluss für besseren Halt des Fußes zuletzt anziehen. In die Hosentasche ein Papiertaschentuch für evtl. Speichelentfernung stecken.
			✺ Jahreszeitgemäße Kleidung anbieten Impulsgabe bei der Bekleidung/ insbesondere beirr An- und Ausziehtraining
			✺ Kleiderwahl soll örtlich und temperaturentsprechend erfolgen
			✺ Kleidung ohne Kunde einkaufen
			✺ Leicht zu öffnende Kleidung
			✺ Persönliche Wünsche zur Bekleidung ermitteln und ermöglichen
			✺ Regelmäßiges bereitlegen üblicher (jahreszeitgemäßer) Bekleidung Beobachtung und Impulsgabe zur Auswahl der angebotenen Kleidung
			✺ Schuhwerk putzen
			✺ Vernünftige Bekleidung (warm halten)
			✺ Warme Füße: Wechselbad (Füße) oder ansteigendes Fußbad (nicht bei Herz-, Kreislaufproblemen),
An- und Auskleiden / Bevorzugte Kleidung			
! Kunde verträgt bestimmte Materialien von Bekleidung nicht	✓ Kunde ist mit seinem Aussehen zufrieden	➚ Kunde entscheidet sich selbst welche Kleidung er/sie anziehen möchte Zieht Schuhe selbst an	✺ Kunde wird vor dem Kleiderschrank geführt und wählt mit Pflegepersonal Kleidung aus (PK wirkt nur beratend)

!Kunde zieht mehre Kleidungsstücke übereinander an	✓Kunde legt Wert auf ein gepflegtes Aussehen	➚Persönlicher Geschmack bei der Kleiderwahl ist berücksichtigt	✺Eigene Kleidung nach Wunsch verwenden.
!Vormittags bis zum Kaffeezeit trägt sie Nachthemd	✓Kunde sucht Kleidung zusammen mit PK aus		✺Kleidung nach Wunsch auswählen
	✓Kunde trägt Bettsocken		
	✓Kunde trägt gerne Trainingsanzüge.		
	✓Angehörige suchen Kleidung aus		
An- und Auskleiden / An- und Auskleiden			
!Kunde benötigt Hilfe beim An- und Auskleiden	✓Kunde akzeptiert Kleidungswechsel	➚Kunde kann rechts und links der Schuhe erkennen. Kunde sieht Notwendigkeit zum	✺Kunde anleiten bei Mithilfe beim An- und Auskleiden des Oberkörpers um Ressourcen zu erhalten bzw. zu fördern
!Kunde benötigt teilweise Übernahme durch eine PK im Bett	✓Kunde erkennt die Notwendigkeit die Pflegemaßnahmen	➚Kunde kann sich selbstständig an- und ausziehen	✺Kunde beim Anziehen helfen
!Kunde benötigt vollständige Übernahme durch eine PK außerhalb des Bettes	✓Kunde hat keine Defizite	➚Kunde kennt Sinn und Zweck des An- und Auskleidens	✺Kunde regelm. saubere Kleidung anziehen
!Kunde hat aufgrund des körperlichen Allgemeinzustandes (rechte Seite gelähmt durch Apoplex), Defizite beim An- und Auskleiden	✓Kunde hilft je nach Tagesverfassung mit	➚Kunde zieht sich teilweise selbst an. Erkennt defekte Bekleidung Fordert Hilfe durch Pflegekraft an	✺Kunde teilweise auf Kleidungswechsel hinweisen
!Kunde ist Bewegungseingeschränk t	✓Kunde ist motiviert, das Anziehtraining durchzuführen	➚Die Selbstständigkeit von Kunde ist gefördert	✺Kunde Zeit lassen, immer wieder motivieren und loben
!Kunde ist inkontinent, benötigt Hilfe beim Kleidungs- und IKM-Wechsel	✓Kunde kann beim Ankleiden des Oberkörpers etwas mithelfen	➚PP kennt die Signale von Kunde	✺2x tägl. Wäsche richten durch PP/VÜ
!Kunde kann aufgrund der Desorientierung sowie Hochgradiger Alzheimer Demenz die GP sowie das Ankleiden nicht selbstständig durchführen	✓Kunde kann je nach Tagesform, Slip, Strümpfe und Unterhemd selbständig anziehen	➚Störungen im Handlungsablauf sind erkannt	✺Abends neue Kleidung herrichten für früh
!Kunde kann einzelne Handlungsabläufe bei der Bekleidung nicht nachvollziehen, benötigt	✓Kunde kann Knöpfe/....,..schließe n / öffnen		✺Akzeptieren, dass Kunde sich mit Kleidung ins Bett legen möchte

hierfür die volle Übernahme durch Pflegekräfte			
!Kunde kann rechts und links der Schuhe nicht mehr erkennen durch Desorientiertheit	✓Kunde kann sich allein und selbstständig an- / auskleiden		☸An- und Ausziehen der Kompressionsstrümpfe übernehmen
!Kunde kann sich aufgrund Desorientierung nicht selbstständig an- und auskleiden	✓Kunde kann sich den Unterkörper selbstständig an und auskleiden		☸Ankleiden durch PP
!Kunde kann sich aufgrund Herzinsuffizienz nicht selbstständig an- und auskleiden	✓Kunde kann sich nach Anleitung oben und unten selbst anziehen		☸Anleitung zum An- und Auskleiden jeden Tag in der gleichen Reihenfolge, damit Kunde sich die Handlungsschritte einprägen kann
!Kunde kann sich aufgrund PEG nicht selbstständig an- und auskleiden	✓Kunde kann sich selbstständig ankleiden		☸Auskleiden abends wird von der Tochter übernommen
!Kunde kann sich aufgrund Steh- und Gehstörungen nicht selbstständig an- und auskleiden	✓Kunde kann sich teilweise auskleiden		☸Beaufsichtigung von An- und Auskleiden
!Kunde kann sich nicht alleine an und auskleiden	✓Kunde kann sich unter Anleitung teilweise		☸Bei erhöhter Schmerzlage Kunde mit Analgetika unterstützen.
!Kunde kann sich nicht ankleiden aufgrund fehlender Gliedmaßen	✓Kunde kleidet sich entsprechend seiner Fähigkeiten so weit wie möglich selbstständig an und aus		☸Beim Auskleiden des Oberkörpers helfen
!Kunde kann sich nicht ankleiden aufgrund von Desorientiertheit	✓Kunde nimmt die Hände hoch, beugt sich vor etc.		☸Beispiele anzeigen was rechts und links beim Schuhwerk ist
!Kunde kann sich nicht auskleiden auf Grund von:	✓Kunde zieht sich situationsgerecht an		☸Bekleidungswechsel Morgens und Abends nach Wunsch 2 x täglich sowie nach Verschmutzungsgrad
!Kunde kann sich nicht selbst An- und Auskleiden	✓Mithilfe beim An- und Auskleiden möglich je nach Tagesform		☸Durch verbale Aufforderungen anleiten
!Kunde kann sich nicht selbstständig an und ausziehen			☸Gehhilfen erreichbar deponieren,
!Kunde kann sich nur teilweise an/auskleiden.			☸Hilfe und Anleitung beim Kleiden
!Kunde kann wegen Adipositas			☸Hilfestellung beim Ankleiden der Oberbekleidung

Kompressionsstrumpfhose nicht selbstständig anziehen			
! Kunde möchte seine Kleidung abends nicht ausziehen			⚙Hilfestellung nach und nach einstellen
! Kunde muss von 2 PK angezogen werden durch die Kontrakturen			⚙Immer wieder motivieren und loben
! Kunde zieht ohne Anleitung Kleidungsstücke in ungünstiger Reihenfolge teilweise an, benötigt hier Unterstützung und Anleitung durch Pflegepersonal			⚙Kleidungsstücke in Reichweite legen
! Kunde zieht sich mehrmals tägl. aus			⚙Mit Anziehtraining zur Wiedererlangung der Fähigkeiten anleiten
! Kunde zieht z.B. mehrere Pullover übereinander			⚙Nach der Grundversorgung Anziehen von Jogginghose und T-Shirt / Sweatshirt mit 2 Pflegepersonen, evtl. Mithilfe der Ehefrau.
! Ankleiden mit fremden Sachen			⚙OK- Bekleidung anziehen
! Beeinträchtigte Fähigkeit, sich zu kleiden und die Kleidung zu pflegen/ auszuwählen			⚙PK übernimmt das an-und ausziehen der Kleidung
! Die Mutter wechselt die Wäsche regelmäßig			⚙Regelmäßigen Wäschewechsel anregen
! Es besteht der Unterstützungsbedarf beim An- und Auskleiden			⚙Schuhe anziehen/ausziehen
! PP übernimmt täglich den notwendigen Bekleidungswechsel bei Kunde			⚙Selbstständiges Anziehen des T-Shirts einüben
! Umkleiden (mehrmals) nachts…mal			⚙Täglicher Wechsel der Unterwäsche
			⚙Tgl. wechseln der Bekleidung im Frühdienst und bei Bedarf im Abenddienst.
			⚙Überwachung der Vitalfunktionen.
			⚙Veränderungen bei Kunde beobachten
			⚙Wahrung der Intimsphäre Auf intakte Kleidung achten

			Zusätzlicher Bekleidungswechsel bei unkontrollierten Ausscheidungen und starkem Schwitzen
An- und Auskleiden / Hilfsmittel			
Kunde kann Anziehhilfe nicht benutzen	Kunde kann Anziehhilfen einsetzen	Kunde kann mit Hilfsmitteln /Vorlagen umgehen	Anziehhilfen bereitlegen Auskleiden komplett (Morgens und Abends
		Kunde kennt Hilfsmittel und kann diese richtig einsetzen	Ggf. Versorgung mit einem Hüftschutzprotektor
			Knopfhilfe einsetzen
			Strumpfanzieher einsetzen
			Thromboseprophylaxe nach Standard PRO03 2xtgl morgens und abends an- und ausziehen der Kompressionsstrümpfe
			Verwendung von zweiteiligen Systemen
An- und Auskleiden / Sonstiges			
Kunde hat Angst, dass die Kleidung gestohlen wird	Kunde akzeptiert ihre Erkrankung	Kunde empfindet Entlastung u. Schmerzminderung	Abknicken des Schlauches vermeiden.
Kunde hat fehlende Compliance zum Grundbedürfnis	Kunde ist zur Kommunikation fähig	Kunde fühlt sich wohl	Beim An- und Ausziehen der Kompressionsstrümpfe anleiten
Kunde ist desorientiert	Kunde nimmt am sozialen Leben teil, ist orientiert	Kunde nimmt am sozialen Leben teil	Beim ersten Besuch (morgens) Kompressionsstrumpfhose anziehen
Kunde kann keine Wünsche äußern	Fähigkeiten sind gefördert	Beratungsgespräch ist geführt	Beutel wechseln nach Pflegeplanung
Kunde leidet unter einer ausgeprägten Unruhe		Mobilisation ist gefördert	Biographisches Arbeiten um Gewohnheiten zu erfahren
Kunde schwitzt sehr stark		Schmerzfreiheit	Einbeziehen der Angehörigen
Apoplex		Selbstständigkeit ist erhalten und gefördert	Entlastung von Herz und Kreislauf.
Fehlinterpretation körperlicher Empfindungen (z.B. Juckreiz, Kälte oder Hitze)		Wohlbefinden	Genital mit weichem Einmaltuch trocken tupfen
Halbseitige Sensibilitätsstörungen		Wünsche sind berücksichtigt Zufriedenheit über das eigene Aussehen	Individuelle Gewohnheiten ermitteln und ermöglichen

! Querschnittlähmung			✺Kompresse mit Desinfektionslösung tränken und Ablaufschlauch damit abwischen.
			✺Regelmäßiges Einmalkatheterisieren (3-5x tgl.)
			✺Schonende gründliche Hautreinigung u. Pflege - Sorgfältiges Trocknen der Haut
			✺Warmes Vollbad

Ruhen und Schlafen / Einschlaf- und Durchschlafstörungen			
! Kunde beschreibt Durchschlafstörungen	✓ Kunde akzeptiert Inkontinenzversorgung	✗ Kunde akzeptiert nächtliche Kontrollgänge	✺Kunde über Faktoren, die den Schlaf beeinflussen, beraten
! Kunde hat Durchschlafstörungen aufgrund von	✓ Kunde berichtet, dass er ohne Leidensdruck einschlafen kann	✗ Kunde erhält ruheschonenden Lagewechsel	✺Abendangebot machen
! Kunde hat Einschlaf-/Durchschlafstörungen aufgrund von Demenz	✓ Kunde hat einen schmerzfreien Schlaf	✗ Kunde hat einen Schmerzfreien Schlaf	✺Bei Bedarf validieren
! Kunde hat Einschlaf-/Durchschlafstörungen aufgrund von Medikamentenabhängigkeit	✓ Kunde kann mit Schlafstörungen umgehen in dem sie / er Mittagsschlaf hält.	✗ Kunde kann durchschlafen	✺Belastende Aktivitäten auf ein Minimum reduzieren
! Kunde hat Einschlaf-/Durchschlafstörungen aufgrund von Schilddrüsenüberfunktion	✓ Kunde kennt Faktoren, die seinen Schlaf verhindern oder stören und kann diese verändern	✗ Kunde kann sich entspannen und kann zeitweise abschalten	✺Die Frequenz des nächtlichen Rundgangs erhöhen, wenn personell möglich einige Zeit bei Kunde bleiben
! Kunde hat Einschlafstörungen	✓ Kunde schläft schnell wieder ein nach dem Wasserlassen	✗ Kunde schläft schnell wieder ein	✺Für Ruhe und eine bequeme Umgebung sorgen
! Kunde hat häufig starke Schmerzen dadurch Durchschlafstörungen		✗ Inkontinenzmaterialwechsel in der Nacht sind beschränkt	✺In regelmäßigen Abständen nach Schlafproblemen fragen um schnell zu reagieren und helfen zu können
! Kunde hat psychische Schlafstörungen durch Sorge		✗ Störfaktoren sind ausgeschaltet bzw. minimiert	✺Konsum koffeinhaltiger Getränke reduzieren und Alternativen anbieten
! Kunde hat umweltbedingte Schlafstörungen aufgrund von Radio/Fernseher		✗ Unruhe ist minimiert	✺Nächtliche Kontrollgänge

! Kunde hat umweltbedingte Schlafstörungen wegen überheiztem Zimmer			✹ Regelmäßiger Kontrollgang
! Kunde leidet unter krankheitsbedingten Schlafstörungen durch Behinderung			✹ Schwerverdauliche Nahrungsmittelaufnahme vermeiden
! Kunde leidet unter krankheitsbedingten Schlafstörungen durch nächtlichen Harndrang			✹ Störungen insbesondere in der Nacht so weit wie möglich auf ein Minimum beschränken.
! Kunde kann nicht durchschlafen			
! Kunde kann oft nicht schlafen weil sie schlecht Luft bekommt			
! Kunde legt sich tagsüber oft ins Bett uns schläft			
! Kunde liegt öfter wach im Bett			
! Kunde muss nachts oft aufstehen und zur Toilette gehen.			
! Kunde wird in der Nacht durch notwendigen IKM-Wechsel im Schlaf durch Pflegepersonal gestört, hat dadurch keinen durchgehenden Schlaf.			
! Beine müssen nachts oft die wieder ins Bett gelegt werden und Kunde muss zugedeckt werden			
! Juckreiz			
! Nächtliches Erwachen ca. 5 Mal			
! Rückenschmerzen,			
! Schlafqualität ist durch Schmerzen stark beeinträchtigt			
! Sorgen und Ängsten			
! Toilettengang			
! Unterbrochener Schlaf, aufgrund häufiger Schmerzen.			
! Wenn Kunde im Bett liegt, wird er durch Konflikte mit anderen Bew stark belastet			

Ruhen und Schlafen / Schlafdauer, -bedarf, -bedeutung			
!Kunde äußert, den Schlaf nicht zu vermissen	✓Kunde kann gut schlafen	➚Kunde hat eine geruhsame Nacht	✺Kunde ist gut zugedeckt, Clipse sind befestigt.
!Kunde hat Tage wo sie nicht aus dem Bett möchte und nur schläft.	✓Kunde schläft ausreichend	➚Kunde schläft genug, wirkt morgens ausgeschlafen und erholt	✺Auf das Ruhebedürfnis tagsüber eingehen
!Kunde steht unter Druck, Einschlafen zu müssen		➚Nachtruhe ist gewährleistet	✺Entspannungsphase einhalten (z.B. Lesen , entspannende Musik , keine Kriminalfilme)
!Gesteigertes Schlafbedürfnis			✺Möglichkeit zum Rückzug bieten
			✺Ruhigen Platz im Tagesraum anbieten
Ruhen und Schlafen / Wach- und Schlafrhythmus			
!Kunde hat aufgrund ihrer Demenz Probleme mit dem Tag-Nachtrhythmus	✓Kunde akzeptiert die vereinbarten Ruhephasen und hält sich daran	➚Kunde hat eine Tagestruktur	✺Aktivierung und Tagesstrukturierung müsste von Angehörigen geplant und durchgeführt werden
!Kunde hat normalen Schlaf- und Wachrhythmus	✓Kunde hat geregelten Tagesablauf	➚Fester Tagesablauf	✺Fehlhandlungen in der Nacht werden angemessen begegnet
!Kunde läuft nachts herum	✓Kunde kann sich in der Wachzeit beschäftigen	➚Tag – Nacht Umkehr ist vermieden	✺Pflegemaßnahmen so koordinieren, dass ausreichend Nacht- und Mittagschlaf gewährleistet ist
!Kunde verbringt die Zeit zwischen den Mahlzeiten vorwiegend im Bett	✓Schlafenszeiten von: _		✺Ruhe sicherstellen
!Der Tag-Nacht-Rhythmus von Kunde ist gestört			✺Tagesstruktur überprüfen ggf. verändern
!Gestörter Ruhe u. Aktivitätsrhythmus.			✺Tagsüber für ausreichende Ruhephasen sorgen
!Nächtliche Unruhezustände			
!Persönliche Muster			
!Tag-Nacht-Umkehr			
!Veränderter Wach- u. Schlafrhythmus			
Ruhen und Schlafen / Müdigkeit			
!Kunde gähnt häufig	✓Kunde hat nachmittags keine Erschöpfung	➚Kunde fühlt sich ausgeruht	✺Ausreichend Ruhephasen schaffen
!Kunde schläft häufig tagsüber ein		➚Kunde ist abends müde	✺Erfrischende/aktivierende Waschung am morgen
!Gefühl des Unausgeschlafen sein		➚Kunde zeigt Müdigkeit	
Ruhen und Schlafen / Einschlaf- und Schlafgewohnheiten			

!Kunde möchte Nachts nicht gestört werden durch Kontrollgänge von PP	✓Kunde hat folgende Schlafgewohnheiten ...,	➶Kunde kann den Umständen entsprechend gut schlafen. Umgebung ist individuell gestaltet	❁Kunde nach seiner "Einschlafposition" fragen und ihm helfen, diese einzunehmen
!Kunde sitzt nachts in ihren Sessel und schläft da	✓Kunde trinkt abends gerne "Schlaftee"	➶Einschlafrituale sind erkannt und werden eingehalten	❁Abends Einschlafrituale einhalten
			❁Beruhigende Gespräche führen
			❁Das Kopfende so flach stellen, wie es Kunde noch akzeptiert
			❁Gardinen geöffnet
			❁Hilfestellungen bei der Durchführung schlaffördernder Rituale
			❁In Rückenlage das Kopfende möglichst flach stellen und den Kopf mit einen Kissen unterstützen. Der Kopf sollte weder zu hoch gelagert sein, noch sollte der Hals bei zu flacher Lagerung überstreckt sein
			❁Individuelle Schlafrituale einhalten (Buch lesen, Radio hören, Bier)
			❁Lagerung nach Bobath Lagerung nach Plan und Wünschen
			❁Pflegepersonal gibt Kunde durch regelmäßige Kontrollgänge das Gefühl, für ihn dazu sein
			❁Rollladen geschlossen
			❁Schlafritual einüben
			❁Umgebung schlaffördernd anpassen(z.B. Dämmerlicht, Rollos schließen)
			❁Warme Milch (enthält schlaf fördernde Substanz)
			❁Zimmer lüften
Ruhen und Schlafen / Träume			
!Kunde hat oft schreckliche Träume	✓Kunde hat keine Albträume	➶Albträume sind reduziert	❁Träume und Gedanken während des Wachseins äußern lassen, zuhören und Sicherheit geben
!Kunde beschreibt, aufgrund von Albträumen wach zu			❁Arzt kontaktieren

werden			
Ruhen und Schlafen / Einwirkung von Medikamenten			
!Kunde geht sorglos mit der Medikamenteneinnahme um	✓Kunde akzeptiert ärztliche Empfehlungen	↗Kunde kennt seine körperlichen Grenzen	✺Ausführung ärztlicher Anordnungen
!Kunde nimmt regelmäßig Schlafmedikamente ein	✓Kunde akzeptiert ärztliche Verordnung regelmäßiger Gabe von Schlafmittel		✺Gabe von Schlaf- und Schmerzmitteln nach Med01
!Hangover durch Medikamente	✓Kunde benutzt eigenständig b.B. Schmerzmittel und Schlafmittel		✺Medikamente auf schlafstörende Nebenwirkungen überprüfen (lassen) (Arzt)
	✓Regelmäßige Gabe von Schlafmittel nach ärztlicher Anordnung		✺Medikamentenabgabe nach ärztlicher Anordnung
			✺PP sollte bei langjährigen Diabetikern auf z.B. nass geschwitzte Bettwäsche achten, da diese häufig trotz der Unterzuckerung weiterschlafen und ihren Zustand nicht bemerken
			✺Vor dem Transfer Rollstuhl/Bett Schmerzmittelgabe
Ruhen und Schlafen / Hilfsmittel			
!Kunde benötigt höhenverstellbares Kopfteil	✓Kunde akzeptiert Hilfsmittel (Inkontinenzhilfen)	↗Kunde kennt Sinn und Zweck der Hilfsmittel	✺Babyphon ist eingeschaltet für sicheres Gefühl der Ehefrau.
!Kunde benötigt zusätzliche Decke			✺Darauf achten, dass die Matratze, auf der Kunde liegt, nicht zu weich ist und er darauf zu sehr einsinkt, schränkt die Beweglichkeit ein
			✺Für passende Hilfsmittel sorgen, zum Gebrauch anleiten und motivieren:
			✺Mit Betreuer reden, wegen Bett
Ruhen und Schlafen / Sonstiges			
!Kunde hat Schlaf-Apnoe	✓Kunde akzeptiert die Empfehlungen.......	↗Kunde fordert Hilfe durch Pflegepersonal an	✺Kunde beraten
!Kunde leidet unter Atemwegserkrankungen	✓Kunde akzeptiert Regeln des Zusammenlebens	↗Kunde wohnt mit Ehepartner im Zimmer	✺Am Abend nur leicht verdauliche Speisen und keine Genussmittel
!Angst vor nächtlichem Wachsein und vor	✓Kunde erhält beim Aufsuchen des	↗Erholung u. Entlastung der	✺Aufstehen u. bewegen / herumgehen (lassen)

krankhaften Schlafstörungen	Bettes Unterstützung	Wirbel u. Gelenke	
!Aufregung	✓Kunde hat neben seinen Ängsten auch positive Zukunftseinstellungen	➚Selbstbestimmungsrecht/ Lebensqualität ist erhalten	✹Entsprechend der Pflegestufe Hilfestellung anbieten und gewährleisten
!Existenz- und Lebensangst	✓Kunde kann Probleme äußern		✹Geborgenheit geben
!Nachts von…bis…	✓Kunde nimmt Ratschläge/Maßnahmen/Therapien an		✹Im Abenddienst wird Kunde ins Bett mobilisiert.
!Suche nach Geborgenheit	✓Kunde weiß das sie Nachtkleidung hat		✹Lagerung der Beine tiefer als Oberkörper zur besseren Durchblutung bei Durchblutungsstörungen
!Wachsein ist durch Depressionen beeinflusst	✓Zustand ist vorübergehend		✹Möglichst seidene Bettwäsche verwenden, ermöglicht ein Gleiten im Bett und wirkt schmerzlindernd
!Wachsein ist durch Nebenwirkungen von Psychopharmaka beeinflusst			✹Situativ angepasste Gespräche anbieten und führen
			✹Toilettengänge anbieten
			✹Validierende Gespräche führen

Beschäftigung / Zeit gestalten			
!Kunde versteht die Spielregeln nicht	✓Kunde geht tgl. in die Stadt	➚Kunde beschäftigt sich ihren Fähigkeiten entsprechend	✹Arbeitsschritte verkleinern
!Hauswirtschaftlichen Verrichtungen	✓Kunde verbringt viel Zeit mit den Kindern, die sie zu Aktivitäten mitreißen	➚Kunde hat einen sinnvollen Tagesablauf	✹Bei Tätigkeiten z. B.........,........,begleiten
!Kunde hat keine Eigenbeschäftigung		➚Kunde ist mit seinem Tagesablauf zufrieden / erlebt ihn als sinnvoll	✹Essenszubereitung
!Kunde ist motorisch nicht in der Lage an Beschäftigungsangeboten teilzunehmen		➚Kunde nimmt Beschäftigungsangebote an	✹Unterstützung bei der Haushaltsführung
!Kunde ist rasch erschöpft/unmotiviert			✹Als Beschäftigung Schaffung von Angeboten Fernseher, Zeitungen/Bücher

!Kunde kann keiner Beschäftigung nachgehen, wodurch er einer reizarmen Umwelt ausgesetzt ist			✹Fotoalben anschauen, Musik hören, feiern von kirchlichen und persönlichen Festen. Das alles schafft Orientierung
!Kunde kann seinen Tagesablauf nicht selbständig gestalten			✹Hauswirtschaftliche Tätigkeiten anbieten
!Keine selbständige Zeitgestaltung			✹Tagesablauf besprechen
Beschäftigung / Eigeninitiative, Motivation, Konzentration			
!Kunde benötigt Angebote zur Beschäftigung aufgrund der Antriebslosigkeit, Gedächtnisschwäche, Denkstörungen. Kunde hat fehlende Motivation zur Beschäftigung und benötigt durch Pflegekräfte Anregung und Hilfe bei der Tagesgestaltung	✓Kunde beschäftigt sich ihren/seinen Fähigkeiten entsprechend	➚Kunde betet Abends Morgens Mittags	✹Kunde motivieren zur Teilnahme an Festen/Feiern
!Kunde braucht zeit-/teilweise personelle Hilfe	✓Kunde ist kontaktfreudig	➚Kunde geht täglich zur Betreuungsgruppe	✹Kunde zur Teilnahme an Gruppen motivieren
!Kunde hat Angst (ist unsicher) bei den täglichen Aktivitäten	✓Kunde kann ihre/seine individuellen Fähigkeiten einsetzen	➚Kunde hat neue Perspektiven und ist bei der Lebensgestaltung unterstützt	✹Ermutigen aus Eigeninitiative sich zu beschäftigen
!Kunde hat kein Selbstwertgefühl	✓Kunde kann sein Verhalten in Gesprächen reflektieren	➚Kunde ist motiviert. Kunde beteiligt sich bei Angeboten	✹Loben für Erfolge bei allen Eigenaktivitäten • beim selbstständigen Gehen • bei Teilnahme an einer Beschäftigung
!Kunde ist antriebsarm	✓Kunde lässt sich zeitweise mit anderen Aufgaben beschäftigen	➚Kunde möchte an Alltagsverrichtungen teilnehmen	✹Schwierigkeitsgrad der Aktivitäten langsam steigern • längere Zeitdauer • Aktivitäten mit höherer Konzentrationsleistung
!Kunde ist häufig müde und kraftlos	✓Kunde sucht Beschäftigung	➚Kunde nimmt an Bibelstunden/ Vorlesungen teil	
!Kunde ist unmotiviert	✓Kunde will sich engagieren	➚Kunde nimmt an Musiktherapien teil	
!Kunde lehnt Angebote/Anregung ab		➚Kunde nimmt regelmäßig an Angeboten teil, fordert diese entsprechend ein.	

		Kann durch verminderte Grob/Feinmotorik kleine	
!Kunde sieht keinen Sinn in der Therapie		➚Aktive Mitwirkung an der Tagesstrukturierung bleibt. Kunde ist nicht isoliert	
!Kunde versucht ständig Mithilfe bei den täglichen Verrichtungen des Tages zu leisten, ärgert sich entsprechend wenn es nicht klappt.		➚Eigenaktivität ist gewährleistet	
!Kunde zieht sich vom sozialen Leben zurück		➚Gestaltung von	
!Aufgrund einer Doppelorientierung von realer und psychotischer Welt kann Kunde sein Leben nicht selbständig gestalten		➚Konzentration / Gedächtnis verbessert sich	
!Handlungsimpulse bei innerer Unruhe			
!Mangelnde Konzentrationsfähigkeit			
Beschäftigung / Teilnahme			
!Kunde ist zeitlich desorientiert und gereizt	✓ Kunde hat Phasen, in denen er aktiver ist	➚Kunde hat Kontakt zu anderen Menschen	✹Kunde kleine Aufgaben geben, die sich auf ihre Biographie beziehen (z.B. Aktensortieren)
!Fehlende Compliance zu Beschäftigungsangeboten	✓ Kunde nimmt am Gesprächskreis teil	➚Kunde ist nicht isoliert. Eigenantrieb ist gefördert	✹Aus der Tageszeitung vorlesen
	✓ Kunde nimmt an Beschäftigungen teil	➚Teilnahme am gesellschaftlichen Leben ist gewährleistet	✹Die Ressourcen von Kunde bei der Grundpflege fördern und erhalten oder sonntags Kunde bei der Musik mit einbeziehen (PP tanzt mit Kunde)
	✓ Kunde nimmt selbständig Kontakt zu Mitbewohnern auf		✹Gesellschaftsspiele anbieten, die das Denken und das Gedächtnis fördern z.B. Halma, Mensch-ärgere-dich- nicht, dabei auf eine Überforderung achten und bei Frustrationen sofort abbrechen
	✓ Selbstständige Teilnahme an Veranstaltungen		✹Ggf. snoezelen anbieten
			✹Jahresstruktur anbieten

			❁Kontakte unter Bew fördern, einander bekannt machen
			❁Rückzugstendenzen nur soweit zulassen, wie diese für Kunde nützlich sind • Zimmer von Kunde bis 12 Uhr absperren • Kunde wird aus dem Bett vom Frühstück geholt, wenn er sich dorthin zurückzieht
			❁Teilnahme am Gemeinschaftsleben
			❁Teilnahme an Festen und Feiern ermöglichen
			❁Wohnbereichsbezogene Aufgaben anbieten: • Post holen • Zeitung austeilen • Tische abräumen • Staub wischen • Kochgruppe • Kosmetikgruppe
Beschäftigung / Freizeitgestaltung, Interessen, Hobbies, Vorlieben			
!Kunde erhält Einzeltherapie	✓Kunde bekommt regelmäßig Besuch von seinen Kindern	➶Kunde äußert Interesse	❁Kunde geht tägl. mit PP außer Haus spazieren
!Kunde hat keine Hobbys oder eigene Interessen	✓Kunde erhält ausreichend Möglichkeiten für körperliche Aktivitäten, die ihm gefallen	➶Kunde fühlt sich wohl. Verhält sich anderen gegenüber angemessen	❁Kunde zum Mittag in den Tagesraum bringen
!Kunde ist aufgrund Demenz nicht in der Lage sich alleine zu beschäftigen	✓Kunde hat früher sein Hobby zusammen mit anderen Menschen ausgeübt	➶Kunde hat Interesse am Alltag in der Einrichtung gewonnen	❁Alte Kontakte aufrecht erhalten; Kunde ggf. dabei unterstützen
!Kunde ist aufgrund Infusionstherapie nicht in der Lage sich alleine zu beschäftigen	✓Kunde hat Kontakte zu Mitbewohnern	➶Kunde kann aufgrund ihrer Demenz am Dementenprogram m teilnehmen	❁Auf frühere Hobbys eingehen soweit wie möglich
!Kunde ist aufgrund Tetraplegie nicht in der Lage sich alleine zu beschäftigen	✓Kunde hat regen Kontakt innerhalb und außerhalb des Heimes.	➶Kunde weiß wann welche Veranstaltungen sind/Uhrzeiten	❁Beschäftigung und Versorgung finden in immer gleichen, teilweise rituellen Handlungen statt
!Kunde ist durch das Therapieangebot überfordert	✓Kunde hört gerne klassische Musik	➶Kunde zeigt Wohlbefinden durch Mimik und Gestik, äußert verbal	❁Beschäftigungsangebote und Interesse gemeinsam überprüfen

		Zufriedenheit. Kunde macht Vorschläge zur Tagesgestaltung	
! Kunde kann frühere Hobbys nicht mehr selbst ausführen aufgrund der Rahmenbedingungen	✓ Kunde ist handwerklich begabt	✓ Interessen sind erhalten	✺ Beschäftigungstherapie
! Kunde kann sich nicht alleine beschäftigen	✓ Kunde kocht gern		✺ Das P.P. mobilisiert Kunde im Frühdienst in den Rollstuhl und führt ihn nach der Pflege in die Küche, dort wird er von der Ehefrau mit in den Alltag integriert.
! Kunde liegt oft Tagsüber im Bett	✓ Kunde macht gerne Handarbeit		✺ Eigenantrieb fördern Tagesstrukturierung, Tagesgestaltung mit Absprache
! Kunde spielt gern Lotto, versteht aber die Spielregeln nicht und ist jedes Mal sehr enttäuscht und verärgert, wenn er nicht den erhofften „Sechser" hat	✓ Kunde schaut gerne TV (besonders Fußball). Kunde liest gerne. Kunde geht gerne spazieren. Kunde hört gerne Musik usw.		✺ Erfassen von früheren Beschäftigungen und Interessen, Daten und Personen seiner Biografie
! Zur Arbeit gehen wollen	✓ Kunde sieht gerne Fernsehen		✺ Förderung der Selbständigkeit und der Selbstbestimmung
	✓ Kunde singt gerne alte Volkslieder		✺ Frühere Beschäftigungen und Interessen erfragen u. evtl. Kontakte vermitteln
	✓ Kunde spielt gern Gesellschaftsspiele		✺ Grad der Selbstständigkeit, finanzielle Situation und Unterstützungsbedarf erfassen
	✓ Kunde strickte gerne		✺ Möglichkeiten der Beschäftigung aufbauen
	✓ Die Vorlieben von Kunde sind Musik und Tanzen		✺ Notwendige Einkäufe sicherstellen
			✺ Regelmäßigen Besuch der Kinder aufrecht erhalten
			✺ Staub wischen
			✺ Tageszeitung bereitlegen
			✺ Vermitteln von Kontakten um sein Können und frühere Fähigkeiten an Andere weiterzugeben
			✺ Zeitschriften/ Bücher anbieten
Beschäftigung / Neigung, Abneigung			

!Kunde nimmt nicht an Beschäftigungsangebote n des Hauses teil.	✓Kunde geht gern und viel spazieren	Kunde äußert entsprechend Wünsche	Kunde mit anderen, mit denen er gerne zusammen ist, an einen Tisch setzen
!Kunde will sich nicht beschäftigen	✓Kunde geht oft mit Tochter spazieren		Musik vorspielen
	✓Kunde hat eigenes Klavier, was er ggf. benutzt		
	✓Kunde ist entspannt und zufrieden beim Zuhören		
Beschäftigung / Hilfsmittel			
!Kunde benötigt Brille	✓Kunde kann Hilfsmittel teilweise selbstständig nutzen	Kunde nimmt mit Hilfsmittel (Rollstuhl) an Einkäufen/ Spaziergängen außerhalb der Einrichtung teil und ist entscheidungsfreud ig	Hilfsmittelbedarf prüfen
!Hilfsmittel und/oder Anreize zur Beschäftigung sind notwendig, z.B. bei reduzierter geistiger /körperlicher Ausdauer.		Kunde nimmt mit Hilfsmitteln an Spaziergängen teil	
Beschäftigung / Sonstiges			
!Kunde hat Mühe Wörter zu finden	✓Kunde erkennt die Notwendigkeit der Verhaltensänderun g und ist bereit Neues auszuprobieren	Kunde fühlt sich nicht eingeschränkt	Aktives Zuhören bei der Kommunikation (siehe AEDL I)
!Kunde ist vereinsamt	✓Kunde hört den Klang der Stimme von PP und Ergotherapeutin	Kunde ist selbstständig	An Vereinbarungen erinnern
!Kunde kann wichtige Tätigkeiten nicht ausfuhren	✓Kunde ist selbständig	Lebensqualität sicherstellen notwendige hauswirtschaftliche Versorgung gewährleisten	Ängste nehmen Kontakte zu Angehörigen herstellen
!Depression	✓Kunde kann sich melden, wenn er wieder mehr Kontakt möchte	Selbstbestimmungs recht/Lebensqualitä t ist erhalten	Basale - Stimulation anbieten
!Eingeschränkte	✓Kunde verhält sich		Bei Körperpflege unterstützen

Sinnesorgane wie Hören, Sehen	anderen gegenüber angemessen		
! Handlungsstereotypien	✓ Wohlbefinden ist gefördert. Für gepflegte und saubere Erscheinung ist gesorgt		❁ Beschäftigungsangebote sinnvoll durchführen
! Müdigkeit			❁ Erkrankungen ermitteln u. behandeln lassen
! Rufen und andere Lautäußerungen			❁ Gewünschte Handlungen vormachen
! Umherlaufen			❁ Keine Entscheidungen für Kunde treffen
			❁ Konstruktive Äußerungen
			❁ Möglichkeiten zur Beschäftigung werden beachtet Krankheitsbilder werden berücksichtigt
			❁ Regelmäßig auf saubere / geeignete Kleidung achten
			❁ Sitztraining
			❁ Über Angebote zu Aktivitäten und über Interessengruppen informieren
			❁ Unterstützungsgespräch zur Alltagsbewältigung führen
			❁ Verhaltensbeobachtung und Dokumentation durch Pflegekräfte
			❁ Wertfreie Grundhaltung
			❁ Zeichen von körperlichen Erkrankungen und Einschränkungen ermitteln
			❁ Zustand der Wohnung, Pflegezustand von Wäsche und Kleidung erfassen

Sich als Mann oder Frau verhalten / fühlen können / Art und Weise des Ausdrucks			
! Kunde hat eine Trachealkanüle ohne Sprachaufsatz		➚ Kunde zieht sich nicht zurück	❁ Angebote machen zu entspannenden Maßnahmen, Entspannungsübungen
! Kunde kann Wünsche in Bezug der Intimität nicht zum Ausdruck bringen			❁ Das PP macht Kunde beim Haare kämmen immer Komplimente (z.B. sie sehen heute wieder gut aus)
			❁ Ggf. Unterbringung in einem Einzelzimmer, da das ggf. dem

			Nachbarn nicht zuzumuten ist
Sich als Mann oder Frau verhalten / fühlen können / Erscheinungsbild			
! Kunde fühlt sich als Frau/Mann herabgesetzt	✓ Kunde fühlt sich als Frau und zeigt es auch durch Kleidung	➚ Kunde fühlt sich wohl und gepflegt	✺ Kunde regelmäßige Friseurbesuche anbieten und auf gepflegte Frisur achten
! Kunde fühlt sich nicht mehr als vollwertige Frau	✓ Kunde legt großen Wert auf das äußere Erscheinungsbild	➚ Kunde trägt ihren/seinen Schmuck	✺ Biographisches Arbeiten um Persönlichkeitsmerkmale zu erforschen (z.B. welche Schmuckteile, welche Schminkgewohnheiten etc.)
! Kunde kann sich nicht mehr geschlechtsspezifisch kleiden			✺ Individuelles Erscheinungsbild so weit wie möglich erhalten
! Kunde kann teilweise Persönlichkeitsmerkmale nicht mehr selbst für sich erkennen (siehe Problembeschreibung AEDL 4,6 und 7			✺ Regelmäßige Friseurbesuche anbieten und auf gepflegte Frisur achten
! Kunde vernachlässigt sein / ihr Äußeres			✺ Über Möglichkeiten zur Bewältigung der Körperbildstörung beraten und informieren
! Kleidet sich nicht geschlechtsspezifisch			✺ Vor sexuellen Übergriffen schützen Keine Hosen (möchte Kleider anziehen)
Sich als Mann oder Frau verhalten / fühlen können / Rollenverhalten			
! Kunde fühlt sich in ihrer / seiner Rolle unsicher	✓ Kunde akzeptiert auch männliche PK	➚ Kunde fühlt sich als Frau	✺ Auf Wunsch eine gleichgeschlechtliche Pflegeperson sicherstellen
! Kunde hat ein enthemmtes Verhalten	✓ Kunde fühlt sich als Mann	➚ Kunde fühlt sich in der Rolle als Mann akzeptiert	✺ Ggf. laut ärztlicher Anordnung Hormonbehandlung
! Kunde hat eingeschränktes Selbstwertgefühl	✓ Kunde ist mit seiner sexuellen Identität (z. B. Homosexualität) akzeptiert	➚ Kunde lässt sich von männlichen/weiblic hen Pflegepersonal pflegen	✺ Neue Rollen anbieten (z. B. im Heimrat, im Garten, Küche)
! Kunde hat nach Brustamputation Schwierigkeiten, sich als Frau anzunehmen	✓ Kunde verhält und fühlt sich als Mann	➚ Persönlichkeitsmerk male werden teilweise erkannt. Aggressionen sind minimiert	✺ Wahrung der Intimsphäre ermöglichen
! Kunde kann die Rollen, deren Ausführung ihm nicht mehr möglich ist, nicht loslassen			
! Kunde verliert			

Hemmungen / moralische Orientierung			
! Angst bzw. Aggression gegenüber dem anderen Geschlecht			
! Das Gefühl als Mann / Frau zu leben ist stark eingeschränkt / gestört wegen Erkrankungen der Geschlechtsorgane			
! Enthemmtes Verhalten			
! Irrtümer in der Einschätzung der Situation bezüglich Sexualität			
Sich als Mann oder Frau verhalten / fühlen können / Nähe und Distanz			
! Kunde bekommt bei der Körperpflege sexuelle Gefühle	✓Kunde kann Nähe zulassen,	➚Kunde erhält Körperkontakt.	✹Kunde wird mit Namen und Sie angesprochen
! Kunde hat ein ausgeprägtes Schamgefühl, lehnt männl. PK ab	✓Kunde liebt Zärtlichkeiten	➚Kunde zeigt Zuneigung. Gibt Zärtlichkeit	✹Dauerhafte Bezugsperson zur Wahrung der Intimsphäre ermöglichen
! Kunde ist sexuell distanzlos und enthemmt		➚Intimsphäre ist geachtet	✹Fähigkeiten und Fertigkeiten einfordern Genitalbereich durch aktivierende Pflege selbst durchführen lassen
! Kunde mag keine Pflege durch das andere Geschlecht		➚Wahrung der Intimität (bei Wünschen in Bezug auf Intimität)	✹Gleichgeschlechtliche Pflege sicherstellen
! Kunde zeigt kein Schamgefühl wenn andere Bew. ins Zimmer oder Bad kommen			✹Intimsphäre wird immer gewahrt
! Abwehrverhalten aufgrund biographischer negativer Erlebnisse			✹Respektieren des Schamgefühls
! Eingriff in die Intimsphäre ist Kunde unangenehm			✹Situationsbedingte Gespräche mit Mitbewohnern führen
! Sexuelle Übergriffe in der Pflegesituation			✹Weibliche und Männliche Pflegepersonen
Sich als Mann oder Frau verhalten / fühlen können / Partnerschaft			
! Kunde fühlt sich behindert, entwertet (Partnerprobleme)			✹Einbeziehen der Tochter und Ehefrau
! Kunde vermisst seine Ehefrau			✹Partnergespräche anregen / Angehörige über Problematik Informieren

Sich als Mann oder Frau verhalten / fühlen können / Störungen (Libido, Potenz)			
! Kunde ist impotent	✓Kunde hat Erektionen und Ejakulationen	↗Kunde akzeptiert die Einschränkungen	✺Bei Selbstbefriedigung, Kunde aus Gruppenraum führen. Nicht schimpfen sondern wertschätzen
! Kunde kann Sexualität nicht ausleben mit Folge		↗Kunde lebt seine/ihre Sexualität aus. Ist nicht aggressiv	✺Ggf. über mögliche Therapien informieren und anregen
! Kunde leidet an Erektionsstörungen aufgrund der diabetischen Mikroangiopathie		↗Sexuelle Übergriffe sind in der Pflege beseitigt. Sexuelle Handlungen in der Öffentlichkeit sind beseitigt	✺Mitarbeiter vor sexuellen Übergriffen schützen
! Kunde zeigt ein enthemmtes sexuelles Verhalten			✺Sexuelle Aktivität akzeptieren, solange sich niemand davon gestört fühlt
! Bei Männern erektile Dysfunktion			
! Selbstempfindungen werden nicht wahrgenommen			
Sich als Mann oder Frau verhalten / fühlen können / Mensis, Menopause, Entwicklung			
! Kunde ist In der Lebensphase des Klimakteriums	✓Kunde ist in der Pubertät	↗Kunde akzeptiert Veränderungen des Körpers	✺Kunden beratend zur Seite stehen
Sich als Mann oder Frau verhalten / fühlen können / Sonstiges			
! Kunde kann Behinderung in Bezug auf die eigene Persönlichkeit nicht mehr erkennen, kann Probleme nicht mehr selbst ansprechen.	✓Kunde akzeptiert medikamentöse Behandlung	↗Kunde fühlt sich sicher und angenommen	✺Angehörige einbeziehen
! Kunde möchte nicht das seine Tochter bei der Pflege dabei ist	✓Kunde erlebt keine Retraumatisierung	↗Kunde hat ein positives und bejahendes Selbstempfinden	✺Bedarfsgerechte Unterstützung bei den täglichen Aktivitäten anbieten
! Orientierung stark eingeschränkt	✓Kunde hat neue Lebensperspektive n	↗Kunde kann Befindlichkeit und Gefühle ausdrücken	✺Eigenes Verhalten überprüfen
! Schuldgefühle, Depression, Selbstverletzung	✓Kunde kann seine / ihre Abneigungen äußern	↗Kunde sieht Hilfe nicht als Belästigung an. Freut sich über Hilfsmaßnahmen und arbeitet mit	✺Für Erfolge loben

! Starke Angespanntheit, Unruhe, Nervosität	✓ Kunde probiert neue Aktivitäten aus	➚ Angehörige sind einbezogen. Kunde zieht sich sozial nicht zurück	✹ Gesprächsbereitschaft signalisieren
		➚ Erlebnisse aus der Biografie sind erkannt. Ängste und Aggressionen werden adäquat begegnet	✹ Ggf. Überweisung zu einem Urologen
		➚ Neue Lebensperspektive n sind aufgezeigt	✹ Hausarzt / Facharzt informieren
		➚ Vertrauen ist aufgebaut	✹ Keine Therapie- oder Beschäftigungsangebote aufzwingen
			✹ Kurzfristige Fixierung (mit Dokumentation)
			✹ Pflegehandlungszeiten können mit Absprache verschoben werden.
			✹ Selbstbestimmung unterstützen und fördern
			✹ Über mögliche Schutzmaßnahmen informieren
			✹ Verbale und nonverbale Kommunikation von Kunde wertschätzen
			✹ Zu entspannenden Maßnahmen beraten und dazu anleiten
			✹ Beobachten und beurteilen von: • Aktivität • Interessen • Äußerungen • Stimmung, Antrieb • Abneigungen • Schamgefühl • körperlichen Reaktionen • Rollenverhalten, Sozialverhalten • Reaktion auf Berührungen • Selbstwert- und Körpergefühl

Sicherheit / Krankheitseinsicht			
! Kunde hat am.........OP-Wunde	✓ Kunde akzeptiert ihre Erkrankung	➚ Kunde erkennt die Notwendigkeit der Maßnahmen	✹ Abwehrlage einschätzen
! Fehleinschätzung des	✓ Kunde ist bezüglich		✹ Bei nächtlichem Umherwandern

gesundheitlichen Befindens	der Therapie kooperativ		das Fenster geschlossen halten
! Probleme im Erkennen gesundheitlicher Einschränkungen	✓ Kunde kennt die Gefahr einer Aspiration		✹Hitze und Kälte an den Beinen vermeiden
	✓ Kunde setzt sich aktiv mit der Erkrankung auseinander		✹Positives Erleben stärken
			✹Zur Beschäftigung mit dem betroffenen Körperteil anregen
Sicherheit / Verantwortung und Selbstständigkeit für die eigene Sicherheit			
! Kunde kann auf unerwartete Situationen nicht mehr adäquat reagieren	✓ Kunde erlernt hygienisches Verhalten	➚Kunde akzeptiert Sicherheitsmaßnahmen. Kunde erkennt seine/ihre Belastungsgrenze	✹Bei den Mahlzeiten beobachten und anleiten. So dass möglichst keine Gelegenheit besteht, dass sich Kunde von anderen Tellern bedient
! Kunde kann den eigenen Körper aber auch Gegenstände nicht in räumliche Beziehung bringen aufgrund der Agnosie	✓ Kunde hat entsprechende Signalsysteme verabredet	➚Kunde erkennt Gefahren für sich und andere	✹Unterstützung der körpereigenen Abwehr durch gesundheitsfördernde Maßnahmen
! Kunde kann Gesundheitsgefahren nicht mehr abschätzen und abwehren	✓ Kunde kann Notrufklingel betätigen	➚Kunde erkennt ihre/seine Belastungsgrenze	
! Kunde kann komplexe Vorgänge nicht mehr beherrschen	✓ Kunde kann sich bei Unwohlsein und Schmerzen melden	➚Kunde fühlt sich sicher und geborgen	
! Kunde kann Notruf Klingel nicht betätigen	✓ Absprachen für bestimmte Situationen liegen vor	➚Kunde kann in einem sicheren Umfeld wohnen und Hilfe annehmen	
! Kunde lehnt alle Pflegeaktivitäten ab		➚Kunde lebt in sicherer Umgebung. Gefahrenquellen sind beseitigt	
! Kunde leidet an Diabetes mellitus. Das Sicherheitsgefühl von Kunde ist aufgrund möglicher lebensbedrohlicher Zustände beeinflusst		➚Für eine adäquate Behandlung ist gesorgt	
! Kunde leidet an Morbus Alzheimer. Die kognitiven Fähigkeiten und als Folge die		➚Motivation ist erhalten	

Sicherheit von Kunde sind beeinflusst			
! Kunde verweigert Kommunikation		➚Sicherheit ist vermittelt	
! Aufgrund Alkoholabusus besteht Verwahrlosungsgefahr			
! Die Sicherheit in der Motorik ist aufgrund Apoplex beeinflusst			
! Gefahr von			
! Sorge für sich selbst eingeschränkt			
Sicherheit / Eigen- und Fremdgefährdung			
! Kunde äußert Selbsttötungsabsichten	✓ Kunde läuft nicht weg	➚Kunde erleidet keine Verletzungen und Folgeschäden	✹Bei Aggressionen Kunde aus der Situation herausführen
! Kunde fällt aus Bett	✓ Selbst- /Fremdgefährdung wird erkannt	➚Fremdgefährdung ist vermieden	✹Fünfpunktfixierung durchführen
! Kunde ist gefährdet durch Auswurf		➚Selbstgefährdung ist vermieden	✹Giftige Substanzen aus Griffbereich entfernen
! Kunde ist nur eingeschränkt in der Lage die Körpertemperatur zu regulieren als Folge der verminderten Urteilskraft		➚Unversehrter körperlicher Zustand	✹Isolierung aufgrund von Fremdgefährdungsgefahr durchführen
! Kunde neigt zur Unterschätzung			✹Körpereigene Abwehr und Gefahren einschätzen
! Kunde zeigt selbstverletzendes Verhalten			✹Spitze Gegenständen (Scheren, Nadeln, Messer) aus dem Zimmer entfernen
! Durch körperlichen und geistigen Abbau, ist eigene Sicherheit nicht gewährleistet			✹Tagesangebote ohne Gefahren für Leib und Körper
! Gefahr der Suizidalität			✹Zwangsjacke anlegen
! Übersteigen des Bettgitters			
Sicherheit / Orientierung			
! Kunde hat teilweise Orientierungsschwierigkeiten und verläuft sich in andere Zimmer	✓ Kunde ist orientiert, kann Hilfe anfordern	➚Kunde findet sich zurecht	✹Kunde mit neuen unbekannten Umfeld vertraut machen und Unterstützung anbieten
! Kunde ist zeitweise desorientiert, örtlich, räumlich, personenbedingt	✓ Kunde ist zur Situation orientiert	➚Aktivitäten und Interessen sind gefördert	✹An Sonn- und Feiertagen besondere Kleidung anziehen lassen und das Zimmer entsprechend schmücken mit z.B. großen Ostereiern

! Kunde ist zunehmend desorientiert, erkennt die Angehörigen zeitweise nicht mehr, findet das eigene Zimmer zeitweilig nicht mehr, ist zur eigenen Person zeitweise nicht mehr orientiert		Wahrnehmung ist gefördert	Anwesenheit einer Pflegekraft
! Kunde leidet an Demenz. Die kognitiven Fähigkeiten und als Folge die Sicherheit von Kunde sind beeinflusst			Biografiegeleitete Gespräche führen, die die Identität stärken sollen
! Bettgitter ist als Schutzmaßnahme nötig			Dem Dementen einen Zettel einstecken, auf dem Name, Adresse und Telefonnummer stehen
! Tendenz zum Fortlaufen			Fotos der Familie aufhängen.
			Gemeinsam mit Kunde Tagesablauf planen
			Kalender aufhängen, Kunde jedem Morgen begrüßen mit: 'Guten Morgen Kunde, heute ist der 31. März 2006.' (Realitäts-Orientierungs-Training, eignet sich besonders für Bewohner mit einer leichten Demenz)
			Orientierungshilfen (Sicherheit in der räumlichen Umgebung)
			Psychischen und geistigen Zustand einschätzen
			Sicherheit geben durch Körperkontakt
			Starke Farbkontraste bewusst vor Ausgangsbereichen einsetzten
			Zimmertür kennzeichnen
Sicherheit / Ängste, Zwänge, Antrieb			
! Kunde erleidet Ängste, weil er Haus nicht verlassen kann			Angemessene Lagerungen bei Luftnot/ Atembeschwerden
! Kunde hat Angst vor dem Fallen, hält sich überall fest			In der Nacht und bei Bedarf auch tagsüber regelmäßige Kontrollgänge, um Kunde das Gefühl zu geben, dass jemand nach ihm guckt
! Kunde ist ängstlich beim Transfer			Schmerzen erkennen und Hilfe bei der Schmerzbewältigung anbieten

! Kunde ist immobil, aber sehr aktiv im Bett aufgrund Ihres Hautleiden, motorische Unruhe			✹Zum Verhalten im Notfall informieren
! Kunde leidet unter vollständiger seelischer - geistiger und / oder körperlicher Abhängigkeit (Wahnideen , Halluzinationen)			
! Neigung zu Aggressionen			
Sicherheit / Sturzgefährdung			
! Kunde hat Probleme mit der Körperbalance und Gleichgewicht	✓ Kunde akzeptiert Sturzprophylaxe	➚Gefahrenquelle ist beseitigt	✹Kunde nie unbeaufsichtigt lassen ohne vorher die Bettscheren hoch zu schieben!!
! Kunde ist aufgrund altersbedingter Bewegungseinschränkung und Sehbeeinträchtigung sturzgefährdet		➚Sicherheit ist gesteigert	✹Angemessene Ausstattung der Innen- und Außenräume (Vorhandensein eines rutschfesten Bodenbelages)
! Kunde ist gangunsicher.		➚Stürze sind auf ein Minimum reduziert.	✹Ausmaß der Sturzgefährdung erfassen
! Kunde ist selbstgefährdet durch situative und örtliche Desorientierung		➚Sturzgefahr ist minimiert	✹Beim Sitzen im Bett und in Rückenlage "Rutschbremse" (gerolltes Handtuch) an den Übergang von Gesäß zu Oberschenkel platzieren
! Kunde ist sturzgefährdet aufgrund Gangveränderung und eingeschränkte Bewegungsfähigkeit			✹Einsatz eines Bettgitters mit Einverständnis von Kunde.
! Kunde ist sturzgefährdet aufgrund von Parkinsonerkrankung			✹Für den Wohnbereich werden helle warme und wohnliche Materialien ausgewählt.
! Kunde ist unsicher beim Lagern			✹Gefahrenpotential minimieren (spitze Gegenstände, scharfe Kanten)
! Kunde wird oft/unerwartet schwindelig			✹Ggf. vor dem Herausfallen aus dem Bett sichern (ggf. Genehmigung Amtsgericht)
! Es besteht Sturzgefahr durch Durchblutungsstörungen			✹Indirekte Beleuchtung durch Wand-, Decken- und Tischleuchten
! Es besteht Sturzgefahr durch unsachgemäße Kleidung			✹Mögliche Gefährdungen erfassen

! Sturzgefahr aus dem Rollstuhl oder Bett			✺Sehfähigkeit, Hörfähigkeit und Wahrnehmungsfähigkeit beobachten
			✺Stufen, Schwellen überbrücken
			✺Unfallquellen in der Umgebung erfassen
			✺Zum Erkennen und Beseitigen von Gefahrenquellen beraten
Sicherheit / Medikamente, Wunden, Behandlung			
! Kunde bekommt eine Infusion. Gefahr der Venenentzündung und paravenösen Lage	✓ Kunde akzeptiert die Unterstützung bei der Medikamenteneinn ahme	➶Kunde ist medikamentös gut eingestellt	✺Adäquate Erste Hilfe leisten in Notfällen 2 Pflegeperson einbeziehen
! Kunde braucht s.c. Injektionen	✓ Kunde kann selbstständig bzw. teilweise - Medikamente richten - Medikamente einnehmen - Blutzuckermessung durchführen - Insulinverabreichun g durchführen - Sondenversorgung durchführen	➶Beläge sind aufgelöst	✺Angeordnete Zwangsmedikation verabreichen
! Kunde hat Schwierigkeiten, Medikamente zu schlucken	✓ Kunde nimmt die vorbereiteten Medikamente ein	➶Ess-Spritz-Abstand wird exakt eingehalten	✺Arzneimittel dosieren und korrekte Einnahme überwachen
! Kunde kann aufgrund seiner Diagnose die ärztlich verordneten Medikamente nicht selbst richten und einnehmen	✓ Kunde unterstützt die Schmerztherapie	➶Intakte Infusionslösung	✺Auf Infektionszeichen (Wärme, Schwellung, Rötung) achten und dokumentieren
! Kunde kann die wichtige Information (Dosierungsanleitungen, Arztanordnungen, Insulinskala) nicht ablesen	✓ Körperliche Fähigkeiten, die Insulinverabreichun g durchzuführen, sind vorhanden	➶Medikamenteneinn ahme ist gewährleistet	✺Beachtung legen Einschalten von Notarzt bei Bedarf
! Kunde kann Medikamente nicht selbst zurecht stellen		➶Medikamenteneinn ahme lt. ärztlicher Verordnung ist gewährleistet	✺Bei verschlechtertem Allgemeinzustand werden notwendige Medikamente durch Pflegefachkraft verabreicht.
! Kunde kann nicht selbstständig für die Medikamente sorgen		➶Schmerzfreiheit	✺Blase offen: Abgestorbene Haut vorsichtig entfernen, darf nicht bluten! Versorgung wie feuchte Wunde

! Kunde sammelt Medikamente		↗Selbstständigkeit ist gefördert	✺Dekubitusbehandlung festlegen und genau beschreiben
! Kunde vergisst die Medikamente einzunehmen		↗Verabreichung der Medikation ist sichergestellt	✺Die richtige Tropfgeschwindigkeit am Regler einstellen,
! Es läuft Flüssigkeit aus dem Belüftungsansatz Folge: Infusion läuft schlecht			✺Ein- / Ausfuhrkontrolle durchführen und dokumentieren
! Probleme bei der Medikamenteneinnahme			✺Einstichstelle auf Infektionszeichen beobachten
			✺Erste Hilfe Maßnahmen in Notsituationen
			✺Evtl. systemische Antibiotikatherapie (keine lokale Antibiotikabehandlung!! (Wundabstrich aus der Tiefe u. von den Wundrändern!)
			✺Für eine adäquate Schmerzbehandlung sorgen
			✺Gabe der ärztl. verordneten Medikamente durch Tochter
			✺Glasampullen mit sterilisiertem Tupfer öffnen und auf Glassplitter kontrollieren. Lösung mit ausreichend großer Spritze und steriler Kanüle aufziehen
			✺Hinweisen auf Gefahren der Unterzuckerung besonders in der Nacht (Nykturie)
			✺Infusionsflasche beschriften (Zusätze, Laufzeit)
			✺Insulinverabreichung übernehmen
			✺Jährliche oder vierteljährliche Untersuchung des Blutdrucks (24 Stunden Messung) und EKG
			✺Kontinuierliche Beobachtung, ob die Infusion zeitgerecht einläuft und Kunde sie gut verträgt
			✺Krankheitsbedingte Einschränkungen und Gefährdungen erfassen (z. B. Medikamente)
			✺Medikamente anreichen, tägl. stellen o. Wochendosett
			✺Medikamente müssen gestellt werden

			●Medikamentengabe nach AA und vorgegebenen Zeiten: ca.09:30 Uhr, 15:30
			●Medikamentenversorgung nach ärztlicher Verordnung sicherstellen
			●NaCl 0,9% (körperwarm)
			●Periphere Zugänge: Nur das Pflaster über der Einstichstelle erneuern, Fixation soweit als möglich belassen, da jede zusätzliche Bewegung der Kanüle die Vene schädigen kann
			●Regelmäßige Fußinspektion
			●Regelmäßige Kontrolle der Körpertemperatur
			●Regelmäßige Medikamentengabe 4xtgl 8Uhr, 12Uhr, 18Uhr und 21Uhr
			●Regelmäßiger Verbandswechsel (Intervall festlegen)
			●Ringerlösung (körperwarm)
			●Schmerztherapie
			●Strenge Beachtung infektionsverhütender Maßnahmen bei allen pflegerischen Verrichtungen
			●Tägliche Kontrolle der Körpertemperatur
			●Tägliches Stellen der Medikamente
			●Überwachung auf paravenöse Lage
			●Ursachen von Unverträglichkeit erkennen und beheben
			●Verordnete Medikamente in Wochendosett stellen
			●Vorräte von Kunde angemessen prüfen und Gefahren (z. B. verdorbene Lebensmitteln, Medikamenten) beseitigen sowie bei deren Entsorgung unterstützen
			●Wundheilung beobachten und dokumentieren (Störfaktoren erfassen und ggf. beheben)
			●Zur sicheren Anwendung von Arzneimitteln und anderen Substanzen anleiten

Sicherheit / Umgang Risikofaktoren			
! Kunde ist Diabetiker. Gefahr der Hyper- oder Hypoglykämie	✓ Kunde kennt die Gefahren u. beherrscht sie	➚Kunde ist über die Gefahren informiert und lagert sich selbst in regelmäßigen Abständen (ca. 2 stdl.) um	✹Kunde ständig auf Risiken hinweisen
! Kunde kann kommende Gefahren nicht sehen	✓ Kunde kennt Vorbeugungsmaßnahmen und unterstützt diese aktiv	➚Kunde kennt Sinn und Zweck der freiheitsbeschränkenden Maßnahmen	✹2x jährlich eine Augenarztkontrolle zur Früherkennung einer Retinopathie
! Die Sicherheit in der Motorik ist aufgrund chronischer Schmerzen beeinflusst	✓ Kunde nimmt Begleitung an	➚Kunde zeigt keine Angst	✹Auf weichen Stuhl achten
! Die Sicherheit in der Motorik ist aufgrund schlechten Allgemeinzustands beeinflusst	✓ Angehörige zeigen Bereitschaft die spezielle Maßnahme zu lernen	➚Bewusstmachung der stärker betroffenen Körperhälfte	✹Auswirkungen von Alkohol und Nikotin erklären
! Die Sicherheit ist nur durch zeitweilige/teilweise personelle Hilfe gewährleistet; Kunde lässt zeitweilig Sicherheitsmaßnahmen gegen sich u. a. Personen außer Acht oder kann akute Risiken nicht einschätzen bzw. bewältigen. Ist nur bei Anleitung und/oder Hilfestellung in der Lage, sich entsprechend anzupassen/einzustellen.	✓ Notruf ist vorhanden und kann benutzt werden	➚Erkältungskrankheiten einschließlich daraus resultierender Komplikationen sind vermieden	✹Bei allen Maßnahmen ständige Anleitung erforderlich
! Infektionen der Einstichstelle		➚Geschmeidige, trockene Haut	✹Bereitlegen der Notrufklingel
! Nachts besteht die Gefahr des Verschluckens der Prothese		➚Häufigkeit der Verbandwechsel ist reduziert	✹Durchführungsverweigerung überwinden
		➚Intakte Mundschleimhaut / Zunge ist erhalten	✹Fersenfreilagerung mit Kissen
		➚Kein Verkleben mit der Wunde	✹Gefährdete Körperstellen besonders schützen
		➚Kotverschmieren /	✹Hautpflege: Zum Waschen pH-

		Auswurf ist vermieden	neutrale, alkalifreie Seifen / Waschlotionen verwenden, anschl. mit W/Ö-Emulsion eincremen,
		➚Normalgewicht ist erreicht	✹Kopfteil während der Nahrungsverabreichung halbhoch stellen (30-40 Grad)
		➚Regelmäßige Druckentlastung, besonders der gefährdeten Stellen, gleichmäßige Druckverteilung, gleichmäßige Druckverteilung	✹Motivation zur Entwöhnung geben
		➚Rückbildung von Taschen u. Tunneln	✹Nächtliche Kontrollgänge zu festgelegten Zeiten: 22:00Uhr, 00:00 Uhr, 4:00 Uhr, 06:00 Uhr
		➚Sicherheit ist gewährleistet. Intakte Haut ist wiederhergestellt. Druckentlastung der gefährdeten Stellen	✹Regelm. Kontrollgänge
		➚Veränderungen sind rechtzeitig erkannt.	✹Über ausgewogene, vitaminreiche Kost beraten
		➚Wundheilung ist beschleunigt	✹Über Maßnahmen zur Infektionsverhütung informieren
		➚Wundverlauf ist lückenlos dokumentiert	✹Vor Verbrennung, Verbrühung schützen
Sicherheit / Hilfsmittel			
! Kunde verlässt den Rollstuhl ohne Vorwarnung	✓ Kunde benutzt Hilfsmittel selbstständig	➚Kunde kann mit Prothesen kurzzeitig stehen	✹Kunde über geeignete Hilfsmittel informieren und Beschaffung anregen
! Port-Anlage	✓ Kunde kann Hilfsmittel zur eigenen Sicherheit einsetzen	➚Angepasste Hilfsmittel werden benutzt	✹Anschaffung eines schnurlosen Telefons empfehlen
	✓ Kunde vertraut auf Hilfsmittel	➚Gehstock ist immer in der Nähe bereitgestellt	✹Bauchgurt
			✹Bettgitter bei Wunsch von Kunde
			✹Bettgitterschutz nach Zustimmung des Vormundschaftsgerichtes hochziehen auf Befindlichkeiten

			eingehen
			✺Erhöhter Toilettensitz
			✺Ggf. Bett kennzeichnen
			✺Hilfen anbieten: Bettleiter, Bettseil, Kunde dazu anhalten, sich selbst umzulagern und häufig kleine Wechsel durchzuführen, z. B. das Gewicht verlagern, sich anheben.
			✺Im Rollstuhl für eine stabile Sitzposition, ggf. mit Unterstützung des Rumpfes, sorgen
			✺Lagerungshilfsmittel nutzen
			✺Protektorenhose
			✺Schlafsack
			✺Toilettensitzerhöhung anbringen
			✺Überprüfung von Hilfsmittel
			✺Vorhandensein von Handläufen Zur-Verfügung-Stellen von individuell benötigten Gehhilfen
			✺Zum Gebrauch von Hilfsmitteln und Sicherungen im Umfeld beraten und anleiten
Sicherheit / Sonstiges			
! Kunde braucht Unterstützung	✓ Kunde akzeptiert Hilfe durch Pflegepersonal	↗Kunde kann sich verbal zu Problemen äußern	✺Angehörige beraten und zu korrekten Hilfestellungen anleiten
! Kunde hat eine Wunde. Die Wunde ist eitrig und belegt	✓ Kunde erfährt Zuwendung, Verständnis und Unterstützung	↗Ausreichende Eiweiß, Vitamin und Flüssigkeitszufuhr	✺Auf Wünsche und Bedürfnisse eingehen
! Kunde hat Einschränkungen durch Hemiplegie rechts	✓ Kunde kann Hilfe fordern	↗Pflegemaßnahmen sind mit Familie besprochen	✺Bei der Körperpflege unterstützen
! Kunde ist anfällig für Infektionen	✓ Kunde lässt sich helfen und anleiten	↗Sicherheit und Wohlbefinden von Kunde ist unterstützet und gefördert	✺Betreuung informieren, um aktiv zu werden
! Kunde kann sehr schlecht hören	✓ Kunde nimmt sich selbst wahr	↗Wissensdefizit über Ursachen und Maßnahmen ist aufgehoben	✺Generell für verschiedene Situationen Rituale entwickeln
! Kunde kann Treppen schlecht sehen	✓ Kunde zeigt Interesse die spezielle Maßnahme zu		✺Hilfestellung anbieten und gewährleisten

	erlernen		
! Kunde wird parenteral ernährt durch	✓ Betreuung ist eingerichtet		✹Körperliche Veränderungen werden umgehend dem zuständigen Hausarzt mitgeteilt
! Bei Kunde ist die Gefahr für diabetische Folgeerkrankungen erhöht, Kunde nimmt unregelmäßig Vorsorgeuntersuchunge n wahr	✓ Sicherheit ist gewährleistet		✹Neurologen einschalten
! Magensonde			✹Richterlichen Beschluss einholen
! Sehstörungen			✹Symptome, mögliche Ursachen und individuelle Ressourcen erfassen
			✹Überförderungen erkennen und vermeiden
			✹Während das Essen nicht sprechen lassen
			✹Zuwendung und Verständnis zeigen

Soziale Bereiche / Situation / Beziehungen			
! Kunde bekommt keinen Besuch	✓ Kunde hält Kontakte aufrecht	➚Kunde findet Kontakte und hält sie aufrecht	✹Bezugspflegesystem auf aktuellen Stand halten und danach handeln
! Kunde hat ein Defizit an sozialen Beziehungen	✓ Kunde hat eine große Familie	➚Kunde kann soziale Kontakte halten und knüpfen	✹Enkelkinder einladen
! Kunde hat nur Kontakt zu Angehörigen ,Freunden, Arzt und Pflegepersonal	✓ Kunde hat Kontakt zu Angehörigen	➚Angehörige animieren regelmäßig Kunde sie besuchen zu kommen	✹Kontakt zu Heimbewohnern herstellen
! Kunde ist verwitwet	✓ Kunde hat Kontakt zur Schwiegertochter, anderen Bew. und PP	➚Ehemann/Ehefrau/ ist in Pflege einbezogen	✹Kontakte vermitteln
! Kunde kann Kontakte nicht aufrechterhalten aufgrund	✓ Kunde hat regelmäßig brieflichen Kontakt zu entfernt lebenden Angehörigen	➚Lebensgefährte ist animiert, die Regelmäßigkeit der Besuche beizubehalten	✹Kontakte zu Gruppen anbieten /vermitteln
! Kunde kann soziale Bereiche des Lebens aufgrund ihrer Demenz	✓ Kunde hat regelmäßigen Kontakt zur Tochter	➚Vertrauensvolle Kommunikation	✹Kontakte zur Fam. , Angehörigen und anderen Kunden erhalten

nicht mehr sichern	und Enkeltochter, die sie regelmäßig besuchen		
! Kunde kann soziale Kontakte aufgrund von Desorientiertheit nicht mehr aufrechterhalten	✓ Kunde ist kontaktfreudig und liebt seine Enkelkinder		✷Möglichkeiten zu Kontaktaufnahmen prüfen
! Kunde kann soziale Kontakte aufgrund von Verwirrtheit nicht mehr aufrechterhalten	✓ Kunde pflegt frühere Kontakte		✷Zuwendung zeigen
! Kunde kann wegen schlechter Verkehrsanbindung der Angehörigen Kontakte nicht aufrechterhalten	✓ Kunde pflegt telefonisch Kontakte		
! Kunde schämt sich vor Bekannten	✓ Kunde wohnt mit ihrem Mann zusammen		
! Kunde vermisst seine Angehörigen, obwohl diese häufig kommen	✓ Familie/ Bekannte / Bezugspersonen halten Kontakt mit Kunde		
! Die Gefühle und die gefühlsmäßigen Beziehungen zur Umwelt sind gestört. Die Gefühle von Kunde sind flach, d.h. sie sind nicht nur in der Intensität des Ausdrucks vermindert, sie scheinen auch an Gefühlen verarmt zu sein.	✓ Lebensgefährtin besucht Kunde		
! Generationskonflikte			
! Lebensgestaltung wird auf einen kleineren Radius reduziert, z. B. auf Familie, Nachbarn.			
! Soziale Bezüge können nur durch zeit-/teilweise personelle Hilfe hergestellt und aufrecht erhalten werden.			
! Unzureichende Selbstpflege wirkt auf Partner abstoßend			
Soziale Bereiche / Situation / Integration			
! Kunde hat als Ausländer Mühe sich mit der Situation einer fremden	✓ Kunde erlebt sich positiv mit den anderen	➚Kunde findet erste Kontakte trotz Demenz	✷Einladen zu Heimveranstaltungen

Kultur auseinander zu setzen			
! Kunde wird von anderen Bew aufgrund Inkontinenz ausgegrenzt. Kunde leidet darunter	✓ Kunde fühlt sich integriert und beachtet	➚Kunde nimmt am Gemeinschaftslebe n teil	✹Gehtraining, -KG
! Kunde zieht sich bewusst aus sozialem Umfeld heraus. Kunde ist Stuhlinkontinent und schämt sich.	✓ Kunde ist neugierig auf Neues	➚Soziale Integration in den Wohnbereich ist verbessert	✹Gesprächsbereitschaft signalisieren, auf die Möglichkeit einer psychologischen Begleitung aufmerksam machen (Hilfe zur Selbstpflege für die Ehefrau).
! Eingeengtes egozentrisches Denken	✓ Kunde liebt die Geselligkeit		✹Logotherapeutische Maßnahmen ergreifen
! Veränderter Gesundheitszustand wird nicht angenommen. Es fehlt Anpassung an die Lebenssituation	✓ Kunde nimmt manchmal an Gemeinschafts-veranstaltungen teil		✹Selbstfürsorgedefizit ermitteln
			✹Wahrnehmungsfähigkeit schulen, z.B. : durch basale Stimulation
Soziale Bereiche / Situation / Isolation, Deprivation			
! Kunde fühlt sich isoliert	✓ Kunde fühlt sich nicht einsam	➚Kunde erhält Unterstützung zur Bewältigung seiner Isolation	✹Kunde zur Teilnahme an Festen / Feiern / Beschäftigung motivieren
! Kunde isoliert sich selbst, daher können keinerlei soziale Kontakte zu anderen Mitbewohnern aufgebaut und gefestigt werden.	✓ Kunde kennt Zusammenhänge zwischen eigenem Verhalten und Pflegediagnose	➚Kunde ist sozial in die Gemeinschaft integriert	✹Bei individuellen Problemen auf Kunde eingehen und zusammen das Problem lösen
! Kunde leidet unter Hoffnungslosigkeit		➚Stimmungslage ist ausgeglichen	✹Gewohnte Aktivitäten fördern
! Kunde verweigert jegliche Aktivitäten			✹Misstrauen, Angst, Sorge, Verlust von Unabhängigkeit, Isolation, Ungewissheit und Hoffnungslosigkeit beseitigen
! Kunde zeigt kein Interesse an Neuem			✹Situationsbedingte Gespräche führen
! Kein Kontakt zu (Sport-) Freunden oder Kollegen wegen Scham der Ehefrau über die familiäre Situation, Gefahr der vollständigen Isolierung des Ehepaares, die ausschließlich Kontakte zum Pflegedienst und			✹Ursachen für eingeschränkte Entscheidungsfähigkeit klären

Ärzten unterhalten.			
Soziale Bereiche / Situation / Umgang			
! Kunde ist misstrauisch	✓ Kunde geht auf Menschen zu	➚Kunde hat Kontakt zu Bewohnern	✹Alltagskompetenzen ritualisieren
! Kunde verärgert Mitbewohner /Pflegenden /Angehörigen in seinem näheren Umfeld (z. B. redet zu laut, beißt, spuckt)	✓ Kunde kann sich sinnvoll verständigen		✹Lebensqualität ansatzweise durch Kommunikation verbessern(siehe AEDL1)
! Kunde weint ständig	✓ Kunde spricht über seine Einsamkeit und seine Wünsche und Bedürfnisse		
! Soziale Interaktion ist aufgrund von Harn- /Stuhlinkontinenz beeinflusst			
Soziale Bereiche / Situation / Private Verpflichtungen			
! Kunde äußert Überforderung		➚Kunde fühlt sich in seiner Selbstständigkeit nicht eingeschränkt	✹Betreuung durch den Sohn
! Kunde ist nicht in der Lage sich um eigene Belange zu kümmern			✹Hilfe bei den notwendigen Tätigkeiten
			✹Tgl. Übernahme des Hilfebedarfes durch PP
Soziale Bereiche / Situation / Wohnung, örtliches Umfeld			
! Kunde hat Sorge um Haus/persönliche Gegenstände	✓ Kunde findet sich in der Umgebung zurecht	➚Saubere Wohnung / Kleidung ist gewährleistet	✹Essen auf Räder organisieren
! Kunde kann bedingt durch ... nicht selbstständig - Wohnung verlassen - Wohnung wieder aufsuchen	✓ Kunde ist teilweise an Ihren Umfeld interessiert		✹Hilfestellung beim Verlassen und Wiederaufsuchen der Wohnung
! Kunde zeigt Selbstversorgungsdefizit e bei der Haushaltsführung			
! Traut sich nicht mehr allein aus der Wohnung			
Soziale Bereiche / Situation / Sonstiges			
! Kunde hat das Interesse verloren	✓Kunde benutzt die Hilfsmittel	➚Kunde hat neue Möglichkeiten, seine Bedürfnisse zu äußern	✹Durch Förderung von Vertrauen, Gespräche und engmaschige Kontakte zu den Angehörigen, werden soziale

			Bereiche des Lebens abgesichert, ausgebaut und Beziehungen ausgelebt
! Kunde hat Sorge um finanzielle Dinge	✓Kunde hat Freude an Beschäftigungen	↗Kunde lebt selbstbestimmt	✹Adressen von Selbsthilfegruppen (Wachkoma) ausfindig machen und Erstkontakt herstellen.
! Kunde ist nicht in der Lage, die Situation zu verändern	✓Kunde ist orientiert	↗Selbstfürsorgekompetenz ist wieder hergestellt	✹Arzneimittel dosieren und korrekte Gabe
! Kunde kann Krankheit/Behinderung nicht annehmen/akzeptieren	✓Kunde ist über seinen/ihren körperlichen Zustand informiert	↗Zufriedenheit und Schmerzfreiheit	✹Biografische Daten und Bezugspersonen ermitteln
! Kunde kann sich nicht über Fernsehen informieren	✓Kunde kann die gesundheitliche Einschränkung richtig erfassen und einschätzen		✹Mit Kunde sprechen und fragen ob er Wünsche hat
! Kunde leidet unter Bewusstseinsstörungen	✓Kunde kann Vor- und Nachteile von Entscheidungen einschätzen		
! Kunde zeigt Selbstversorgungsdefizite bei der Ernährung	✓Kunde legt Wert auf ein gepflegtes Äußeres		
! Eingeschränkte Gelenkbeweglichkeit	✓Kunde trifft Entscheidungen selbstständig		
! Hilfsmittel fehlen	✓Kunde zeigt der Bereitschaft, an der Krankheitsbewältigung zu arbeiten		
! Müdigkeit, Kraftlosigkeit, Verwirrtheit			
! Probleme werden zurückgedrängt und überdeckt			
! Schmerzen bei Bewegungsabläufen			
! Unsicherheit bei Bewegungen, unkoordiniertes Bewegen			
! Verändertes Lage- und Bewegungsempfinden			
! Wahrnehmungsstörungen(Aufmerksamkeitsfilter)			

Existenzielle Erfahrung / Psychische Situation / Selbstwertgefühl			
! Kunde fühlt sich fremd und unverstanden	✓ Kunde hat ein intaktes Selbstwertgefühl	↗ Kunde hat wieder Selbstwertgefühl	❁ Kunde animieren über seine Leidenschaft dem Malen zu reden.
! Kunde hat geistige Einschränkungen (z. B. Demenz, Schizophrenie, Depression). Es beeinflusst sein Selbstwertgefühl.	✓ Kunde nimmt am sozialen Leben teil, hat intaktes Selbstwertgefühl	↗ Selbstwertgefühl des Kunden ist gestärkt.	❁ Aufzeigen von Ressourcen und positives Verstärken von Eigenaktivitäten
! Kunde ist an Kontakten interessiert, denkt jedoch, dass alle Menschen über sie schlecht denken (siehe Biographie), kann sich verständigen, fast tägliche Telefonate mit Angehörigen			❁ Besuch von Angehörigen unterstützen
! Kunde ist Medikamentenabhängig. Es beeinflusst sein Selbstwertgefühl.			❁ Eigene Vorschläge an 1. Stelle stellen und versuchen zu realisieren und zu agieren
! Kunde ist niedergedrückt			❁ Einbeziehen der Angehörigen bei allen Lebensentscheidungen
! Kunde leidet an Müdigkeit. Lebensqualität und Bewegungsfreiheit ist beeinträchtigt			❁ Förderung von Mitentscheidung und Mitbestimmung
! Kunde leidet unter Kummer oder Depressionen.			❁ Hilfestellung für ein gepflegtes Äußeres bei Bedarf anbieten
! Kunde will dies nicht wahrhaben und isoliert sich			❁ Kontakt zu anderen initiieren
! Pflegebedürftigkeit von Kunde hat zugenommen. Sein Körper- und Selbstwertgefühl ist stark beeinträchtigt			❁ Privatsphäre schützen
			❁ Tagesstrukturierende Maßnahmen und Ziele gemeinsam festlegen:
			❁ Verlust des gewohnten Körperbildes (Erlernen neuer Sichtweisen)
			❁ Vertrauen schaffen durch Transparenz, ehrlichen und taktvollen Umgang
			❁ Wünsche und Bedürfnisse

			wahrnehmen und akzeptieren
Existenzielle Erfahrung / Psychische Situation / Religion			
! Kunde hadert mit Gott	✓ Kunde ist sehr religiös	✓ Kunde kann Religion ausleben	✺ Fachliche Beratung (Priester, Psychologen o. Ä.) hinzuziehen
! Kunde kann nicht selbst Kontakt zu Glaubensgemeinschafte n / Geistigen aufnehmen	✓ Kunde nimmt Glaubenshilfe in Anspruch		✺ Gottesdienste organisieren
	✓ Kunde spricht über Glaubensfragen /Weltvorstellungen		✺ Regelmäßigen Kontakt zu Seelsorger herstellen
Existenzielle Erfahrung / Psychische Situation / Biografie			
! Kunde fragt nach biografischen Ereignissen		✓ Kunde akzeptiert den Tod seiner Ehefrau	✺ Validierende Gespräche
! Kunde redet oft über körperliche / seelische Gewalt. Stimmungslage von Kunde ist niedergedrückt			
! Biographische Daten lassen sich nur geringfügig ermitteln, Kunde lehnt Gespräche in dieser Richtung grundsätzlich ab			
Existenzielle Erfahrung / Psychische Situation / Suizidalität			
! Kunde ist in einer Krisensituation Es besteht Gefahr auf Suizid durch - depressive Stimmung - Krebs - Erkrankung mit schweren Beeinträchtigungen	✓ Kunde befindet sich in psychiatrischer Behandlung	✓ Kunde gibt das Versprechen, sich für einen bestimmten Zeitraum nichts anzutun	✺ Aktives Zuhören/ Bestätigung und Anerkennung geben
! Aggressionen und Wut richten sich gegen sich selbst			✺ Auf Wunsch Kontakt zu Selbsthilfegruppe herstellen
! Suizidgedanken			✺ Beobachtung und Dokumentation abnormer Verhaltensweisen
			✺ Bezugspflegekraft nimmt sich Zeit für anstehende Probleme, erkennt Krisensituationen und reagiert angemessen
			✺ Einplanen von mehr Pflegezeit für Gesprächsführung bei Bedarf
			✺ Evtl. Vorkehrungsmaßnahmen für die Zukunft treffen

			❁Ggf. fachliche Gesprächstherapie anregen
			❁Medikamentengabe nach Anweisung des Arztes
			❁Signalisieren von Gesprächsbereitschaft
			❁Vor Selbst- und Fremdgefährdung schützen durch • gute Beleuchtung und angemessene Bekleidung • Medikamente verabreichen • aufmerksames Beobachten • Schutzvorrichtungen • Begleitung
Existenzielle Erfahrung / Psychische Situation / Aktive Mitarbeit			
! Kunde fügt sich nur schwer in Gemeinschaft ein	✓ Kunde äußert Hoffnung und nimmt am sozialen Leben teil	✓ Kunde beteiligt sich an den täglichen Aktivitäten	❁Alltagskompetenzen trainieren
	✓ Kunde beschäftigt sich mit Zukunftsperspektiven		❁Besuche durch Angehörige vermitteln
	✓ Kunde hat eine Patientenverfügung verfasst		❁Einbezug der Angehörigen/Freunde/Bekannte Besuche ermöglichen
	✓ Kunde hat Kontakt zu Angehörigen		❁Integration von Angehörigen in die Behandlung
	✓ Kunde ist ausreichend informiert, was ihn erwartet		❁Orientierungshilfen geben (Medien, Kalender, Uhr usw.)
	✓ Kunde kann der Alltag und die täglichen Aufgaben bewältigen		
	✓ Kunde kann mit Angehörigen über finanzielle Fragen sprechen		
	✓ Kunde kann seine Schmerzen genau beschreiben		
	✓ Kunde kann selbstbestimmt über therapeutische und pflegerische Maßnahmen entscheiden		
	✓ Kunde kann über		

	seine Ängste sprechen		
	✓ Kunde kennt Angebote von Seelsorgern und Therapeuten und nutzt diese		
	✓ Kunde kennt schmerzauslösende Faktoren und kann sie vermeiden		
	✓ Kunde nimmt Trennung an		
	✓ Kunde setzt Entspannungstechniken ein		
	✓ Kunde setzt vorhandene Fähigkeiten ein		
	✓ Kunde stellt Medi selber		
	✓ Kunde teilt sich mit		
	✓ Kunde zeigt Interesse, die Schmerztherapie mitgestalten und zu unterstützen		
Existenzielle Erfahrung / Psychische Situation / Lebensgeschichtliche Erfahrungen			
! Kunde erkennt und akzeptiert Veränderungen seiner Lebensweise	✓ Kunde hat sich in den Heimalltag gut eingelebt und hat Kontakt zu anderen Bew und dem PP und kann Freuden erleben	➚ Kunde findet Verständnis und Unterstützung in seiner Trauer	✹ Autonomie von Kunde durch eingehen auf dessen Vorstellungen fördern
! Kunde hat bisher keine Erfahrung mit schweren	✓ Kunde nimmt die Realität an	➚ Kunde kann mit der Situation umgehen	✹ Besuche auf dem Friedhof ermöglichen
! Kunde ist in einem fremden Land auf Hilfe angewiesen	✓ Kunde spricht über Lebensereignisse	➚ Kunde nimmt eigenes Alter an	✹ Genaue Dokumentation über positive u. negative Veränderungen des Selbstfürsorgedefizites
! Kunde kann sich mit seiner Behinderung nicht auseinander setzen		➚ Kunde spricht Bezugspflegekraft und Pflegekräfte auf Veränderungen ohne Hemmungen an	✹ In Phasen der Wut und Trauer Trost und Zuwendung schenken.
! Kunde leidet unter dem Tod ihres Mannes			✹ Mit belastenden und gefährdenden Erfahrungen

			umgehen können
! Kunde leidet unter Lebenssituation			Sterben nicht verdrängen / tabuisieren
! Kunde will wieder nach Hause			Trennung (Hilfestellung bei durch Trennung hervorgerufenen traumatischen Erlebnissen)
! Erinnerte existentielle Erfahrungen werden für aktuell gehalten			Zuversicht/Freude (im Hinblick auf Gegenwart und Zukunft)
! Unangemessenes Übertragen der Lebenserfahrungen auf die aktuelle Situation			
Existenzielle Erfahrung / Psychische Situation / Ängste, Zwänge, Akzeptanz			
! Kunde akzeptiert Abhängigkeiten nicht	✓ Kunde akzeptiert die Einschränkungen bei der Ernährung	Kunde erfährt Zuwendung und Aufmerksamkeit	Kunde in Gesprächen auf Amputation vorbereiten
! Kunde erlebt die Situation negativ, wirkt häufig niedergeschlagen	✓ Kunde äußert seine Angst	Kunde fühlt sich sicher und angenommen	Kunde weiterhin das Gefühl einer geborgenen Atmosphäre geben durch loben und Streicheleinheiten
! Kunde hat Angst vor Altersheimeinzug, wirkt häufig niedergeschlagen	✓ Kunde findet Unterstützung in seiner Trauer	Kunde hat Ruhe	Ängste und Schmerzäußerungen ernst nehmen
! Kunde hat Angst vor dem Leben	✓ Kunde fühlt sich nicht abgeschoben und allein gelassen	Kunde kann das Leben in einer friedlichen Umgebung beenden	Aufklärung über Krankheit
! Kunde hat Angst vor Einsamkeit	✓ Kunde hat Vertrauen zu ...,	Kunde spricht über Sorgen und Ängste	Bedürfnisse und Wünsche berücksichtigen, für Wohlbefinden sorgen
! Kunde hat Angst vor Krankheit	✓ Kunde hat Vertrauen zu Gott		Bei Verschlechterung des Allgemeinzustandes, einbeziehen der Angehörigen/Betreuer
! Kunde hat Angst vor Verschlimmerung des Zustandes, vor dem Sterben	✓ Kunde ist frei von Angst		Besuche ermöglichen, vermitteln
! Kunde hat aufgrund seiner Erkrankung Angst vor dem Tod	✓ Kunde kann bei Verlusterlebnissen trauern		Biografische Daten mit einbeziehen und auf dieser Grundlage Gespräche führen.
! Kunde hat keine Angst vor Schmerzen	✓ Kunde kann sich mit seinem Lebensende auseinandersetzten / nimmt Veränderung der		Durch Hilfsmittel Gefühl der Sicherheit vermitteln (z. B. Notrufsystem)

	Wohnsituation an		
! Kunde hat Sorge um ihre/seine Kinder	✓ Kunde versteht und akzeptiert teilweise die Gründe seiner persönlichen Einschränkungen durch vorhandene Krankheitsbilder.		❁Erkennen von abweichenden Situationen
! Kunde ist in unterschiedlichen Zeitabständen unzufrieden mit seinem jetzigem Leben und akzeptiert sein „Sein" im Alten- und Pflegeheim nicht			❁Früheres Erscheinungsbild beibehalten (Frisur, Handtasche, Kleidung)
! Kunde ist resigniert und sieht seine Situation als ausweglos			❁Für schmerzfreie Lagerung in der Nacht sorgen und erklären
! Kunde kann ihre Krankheit und damit verbundene Schmerzen und Einschränkungen nicht akzeptieren			❁Gesprächsangebote werden als Podium zwischen PDL und Pflegekräfte angeboten
! Kunde kann mit Thema Tod und Sterben nicht umgehen			❁Hilfestellung bei Einschränkungen aufgrund der Schmerzen (z. B. beim Aufstehen, bei der Körperpflege, beim An- und Auskleiden, beim Essen und Trinken)
! Kunde leidet unter Lebenssituation / äußert Verlustängste durch Alter, Krankheit, Gebrechlichkeit und Unselbstständigkeit			❁Info über die Ursachen: Insulin vergessen, keine Aktivitäten, zu viel gegessen, Alkohol, Stress, BZ messen
! Kunde reagiert auf Angst mit Angriff / Aggression. Ständige Gefühlsschwankungen. Gefahr der Fremd- oder Selbstgefährdung			❁Informieren über Warnungen des Körpers: Hypoglykämie: Hunger, Unruhe, Prickeln in den Fingern, Schlafdrang, leichtes Zittern, Kopfschmerzen. BZ messen, schnell wirkende Kohlehydrate zuführen
! Kunde signalisiert Sorgen und Angst um die …			❁Langeweile (Angebote biografieorientierter Möglichkeiten) verhindern
! Angst als Grundstimmung			❁Maßnahmen zur Schmerztherapie (Schmerzprotokoll)
! Finanzielle Abhängigkeit			❁Mit Kunde über Möglichkeiten

			zur Schmerzlinderung sprechen
! Rückzug und Abwehrverhalten			⚙Probleme sofort erkennen, und Hilfe/Unterstützung geben
! Verunsichernd durch seine Situation			⚙Regelmäßige Pflegevisiten um Veränderungen zu erkennen
			⚙Schlaf beobachten
			⚙Schmerztherapie laut ärztlicher Anordnung
			⚙Sorgen und Ängste konkret ansprechen
			⚙Übergewicht abbauen
			⚙Verschlechterung des Allgemeinzustandes wird beobachtet und angemessen reagiert
			⚙Zuwendung geben ggf. Streicheln
Existenzielle Erfahrung / Psychische Situation / Sonstiges			
! Kunde hat akute Schmerzen bedingt durch ...	✓ Kunde erhält angemessene Hilfe und Unterstützung	➚ Kunde hat Zugang zu Informationen und Hilfsmöglichkeiten	⚙Armband mit Angaben zur Person oder SOS-Kapsel
! Kunde hat chronische Schmerzen aufgrund Gicht. Lebensqualität und Bewegungsfreiheit ist beeinträchtigt	✓ Kunde fordert Hilfe und Aufklärung in Problemsituationen an	➚ Kunde kann am Leben teilhaben	⚙Füße regelmäßig auf Rötung, Risse, Wunden, Blasen, Druckstellen, Verdickungen beobachten
! Kunde hat einen morgendlichen Anlaufschmerz. Kunde schildert seine Schmerzen übertrieben dramatisch und theatralisch	✓ Kunde hat Informationen über alle Leistungen, die beantragt werden können	➚ Kunde nimmt Gesprächsangebote an. Kunde trifft Entscheidungen	⚙Ressourcen nutzen
! Kunde hat keine Bezugsperson	✓ Kunde ist in der Lage phasenweise zu sprechen	➚ Erhaltung der Lebensqualität	⚙Unterstützung von Ressourcen
! Kunde hat Schizo-affektive Psychose mit Maniformen Zustandsbild	✓ Kunde ist orientiert, nimmt sein Alter an, spricht über Ängste, macht autogenes Training	➚ Hirnleistungen sind gefordert	⚙Zusammenarbeit mit anderen Berufsgruppen initiieren
! Kunde hat teilweise/zeitweise Schmerzen	✓ Kunde kann den Schmerz beschreiben	➚ Selbstfürsorgekompetenz ist wiederhergestellt	
! Kunde ist persönlich teilweise desorientiert	✓ Kunde kann Hilfe und Unterstützung anfordern	➚ Übernahme durch Pflegepersonen. Betreuer und Angehörige sind unterstützt	

! Kunde kann aufgrund ihrer Demenz sich nicht zu dieser Thematik äußern	✓ Kunde kann Schmerzen, Unwohlsein und Ängste ausdrücken und mitteilen	✓ Weitestgehend Unabhängigkeit ist wiedererlangt	
! Kunde kann selbst keinen Kontakt zu Angehörigen mehr aufnehmen	✓ Kunde nimmt andere Menschen wahr		
! Kunde leidet an Demenz	✓ Kunde spürt Linderung		
! Kunde leidet unter starken chronischen Schmerzen bei Bewegungsabläufen, entwickelt Ängste bei Lagerungen.	✓ Kunde versteht bedingt Gründe seiner/ihrer persönlichen Einschränkungen		
! Kunde will keinen sehen	✓ Ursachen sind bekannt		
! Die Wahrnehmungen von Kunde sind rein spekulativ aus Sicht des Pflegepersonals, Angaben der Ehefrau können von reinem „Prinzip Hoffnung„ getragen sein.			
! Erworbene Lösungsmuster werden auf die aktuelle Situation übertragen			
! Isolation, Verwahrlosung, lässt sich hängen			
! Lebenseinstellung ist zur Zeit nicht erkennbar.			
! Stimmungsumbrüche			
! Verunsicherung			

Kennen Sie auch mein sehr erfolgreiches Pflegeplanungsprogramm **„Pflegeplanung Schnell & Einfach“**? Wenn nein, dann sollten Sie es unbedingt kennen lernen. Mit diesem PC-Programm können Sie in kürzester Zeit Ihre Pflegeplanungen erstellen. Sie haben die Auswahl aus bis zu 16.000 Formulierungshilfen. Sie erstellen Pflegeplanungen in 3 einfachen Schritten:

1. Formulierungshilfen auswählen
2. Formulierungshilfen anpassen
3. Pflegeplanung drucken

So schnell haben Sie noch nie Pflegeplanungen erstellt. Durch die clevere Zuordnungsfunktion können Sie Ziele und Maßnahmen einem Problem zuordnen, die dann sofort mit ausgewählt werden wenn Sie das zugehörige Pflegeproblem auswählen. Außerdem kann das Programm im Netzwerk eingesetzt werden. So können Sie bzw. Ihre Mitarbeiter auf eine zentrale Datenbank zugreifen. Weit über 2000 zufriedene Kunden setzen **„Pflegeplanung Schnell & Einfach“** erfolgreich ein. Es hat bereits einige MDK-Überprüfungen bestanden und ist somit das erfolgreichste Pflegeplanungsprogramm auf dem deutschsprachigen Markt.

Weitere Informationen sowie eine kostenlose und 30 Tage voll funktionsfähige Demoversion finden Sie auf der Internetseite:

www.Pflegeplanung-schnell-einfach.de

Das Programm ist bereits ab unglaublichen 27,99 € im Onlineshop

www.pflegeplanungen.com erhältlich.

Sie haben die Wahl aus verschiedenen Paketen an Formulierungshilfen. Außerdem können Sie noch über 100 Pflegediagnosen mit ins Programm integrieren lassen. Wählen Sie aus, ob Sie die Software als günstigen Download, auf CD-Rom oder auf einem USB-Stick erwerben möchten.

Sie können mich gern zum Programm ansprechen:

Kontakt:

Mathias Berger
Telefon: 030/29037827
Mail: info@istavea.de